Romo Schmidt
Dr. med. vet. Ulrike Häusler-Naumburger
Thomas Dübbert

Hufrehe

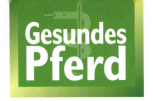

Romo Schmidt
Dr. med. vet. Ulrike Häusler-Naumburger
Thomas Dübbert

Hufrehe

Vermeidung – Früherkennung – Heilung

Einbandgestaltung: Katja Draenert
Titelbild: Birgit van Damsen

ISBN 3-275-01443-9

Copyright © 2002 by Müller Rüschlikon Verlags AG, Gewerbestraße 10,
CH-6330 Cham

1. Auflage 2002

Nachdruck, auch einzelner Teile, ist verboten. Das Urheberrecht und sämtliche weiteren Rechte sind dem Verlag vorbehalten. Übersetzung, Speicherung, Vervielfältigung und Verbreitung einschließlich Übernahme auf elektronische Datenträger wie CD-ROM, Bildplatte usw. sowie Einspeicherung in elektronische Medien wie Bildschirmtext, Internet usw. sind ohne vorherige schriftliche Genehmigung des Verlages unzulässig und strafbar.

Fotos: Birgit van Damsen
Grafiken: Romo Schmidt
Lektorat: Claudia König
Innengestaltung: L & N Litho, Waiblingen
Reproduktionen: L & N Litho, Waiblingen
Druck: Schwertberger GmbH, Kaisheim
Bindung: Conzella, 84347 Pfarrkirchen
Printed in Germany

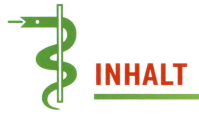

INHALT

Einleitung 9

I. Historischer Rückblick 11

II. Hufrehe erkennen 14

- **Was ist eine Hufrehe?** 15
- **Welche Pferde sind gefährdet?** 16
- **Wie erkennt man eine Hufrehe?** 17
- **Die verschiedenen Typen der Hufrehe und ihre Auslöser** 19
  - a) Die Futterrehe 19
    - Weizen, Gerste, Hafer und Mais 25
    - Grünfutter von Wiesen und auf Weiden 26
    - Fruktane 28
    - Frisches, noch nicht durchgetrocknetes Heu 29
    - Silagefuttermittel (Gras-, Kleegras-, Mais- und Rübenblattsilagen) 31
  - b) Geburtsrehe 33
  - c) Belastungsrehe 34
  - d) Vergiftungs- und Medikamentenrehe 37
- **Die verschiedenen Intensitätsstufen einer Hufrehe** 42
  - a) Kategorie I – Die leichte Hufrehe 42
  - b) Kategorie II – Mittelgradige Hufrehe 43
  - c) Kategorie III – Die starke Hufrehe 44
  - d) Kategorie IV – Die schwere Hufrehe 44

III. Hufrehe behandeln 46

- **1. Sofortmaßnahmen durch den Pferdebesitzer, Tierarzt und Hufschmied** 47
  - a) Der Aderlass 47
  - b) Kühlen der betroffenen Hufe 49
  - c) Umschläge mit Weißkohl 52
  - d) Untergrund und Bodenbeschaffenheit 54
  - e) Einzel- bzw. Boxenhaltung (Einstreu) 56
  - f) Gruppenauslauf oder Offenstallhaltung 57
  - g) Bewegung des Rehepferdes in der akuten Phase – ja oder nein? 59
  - h) Was füttere ich dem Pferd im akuten Stadium einer Hufrehe? 59
  - i) Eisenbeschlag entfernen/Barhufbearbeitung 62
  - j) Gipsverband (Rehegips) – eine umstrittene Behandlung 64
  - k) Transport in die Pferdeklinik / Verladen / Trennung von der Herde .. 67

- **2. Schmerzgeschehen und Schmerztherapien** 68
  - a) Das Schmerzgeschehen 68
  - b) Schmerztherapien bei Hufrehe und Hufrehe bedingten Folgeerkrankungen 72

- **3. Medikamentöse Behandlung bei akuter und chronischer Hufrehe** 73
  - a) Entzündungshemmende Präparate mit gleichzeitiger Schmerzlinderung (nicht-steroidale Entzündungshemmer) 73
  - b) Durchblutungsfördernde Substanzen 75
  - c) Infusionen 76
  - d) Acetylsalicylsäure (ASS) 76
  - e) Entgiftende Substanzen 76
  - f) Diuretika 76
  - g) Steroidale Entzündungshemmer 76
  - h) Zusatzfuttermittel zur Stabilisierung der Huflederhaut 77
  - i) Homöopathische Mittel 77
  - k) Pferde-Akupunktur / Akupressur 80
  - l) Magnetfeldtherapie 80

Inhalt

- **4. Röntgenologische und computertomographische Untersuchungen am Rehehuf des Pferdes** 81
- **5. Hufbearbeitung bei akuter und chronischer Hufrehe** 83
  - a) Hufaufbau und Wachstum 83
  - b) Physiologische Veränderungen und Vorgänge im Huf bei einer Rehe . 85
  - c) Abnehmen oder Erhöhen der Trachten? 87
  - d) Barhufbearbeitung 93
  - e) Rehebeschlag 100
  - f) Kunststoffbeschlag 107
  - g) Klebbare Hufschuhe (dauerhaft) 108
  - h) Anschnallbare Hufschuhe (temporär) 109

IV. Neue Erkenntnisse und Behandlungsmethoden aus Kanada, USA und Australien 111

V. Verlauf, Dauer und möglicher Rückfall einer Hufrehe 115

VI. Hufrehe vermeiden 118

- **1. Vermeidung einer Futterrehe** 119
  - a) Futterbedarf und Futterumstellung 119
  - b) Weidemanagement 121
- **2. Verhütung einer Geburtsrehe** 128
  - a) Hygienemaßnahmen 128
  - b) Wichtige Überwachungsmaßnahmen im Hinblick auf die Nachgeburtsverhaltung 128
  - c) Abläufe der Nachgeburtsverhaltung, bzw. dem unvollständigen Abgehen der Nachgeburt im Hinblick auf das Rehegeschehen 129
  - d) Hinweise auf eine Nachgeburtsverhaltung und was ist zu tun? 129
- **3. Vermeidung einer Belastungsrehe** 130
- **4. Verhütung von Vergiftungs- und Medikamentenrehe** 132

VII. Heilungschancen, Kosten, Tierschutz und die psychische Belastung der Pferdebesitzer 134

- 1. Die Chance auf Heilung 135
- 2. Die Kosten 136
- 3. Tierschutz 137
- 4. Die Psyche des / der Pferdebesitzer 137
- 5. Die letzte Entscheidung 138

Lexikon der Fachbegriffe 140
Produkthersteller / Institute / Weiterbildung (Auswahl) 143
Zum Weiterlesen 144

Alle Angaben in diesem Buch wurden nach bestem Wissen und Gewissen gemacht. Sie entbinden den Pferdehalter nicht vor der Eigenverantwortung für sein Tier und können die tierärztliche Untersuchung und Behandlung keinesfalls ersetzen. Für einen eventuellen Missbrauch der Informationen in diesem Buch oder für Folgen, die durch eine falsche Anwendung der beschriebenen Therapien entstehen, können weder die Autoren noch der Verlag oder die Vertreiber des Buches zur Verantwortung gezogen werden.

EINLEITUNG

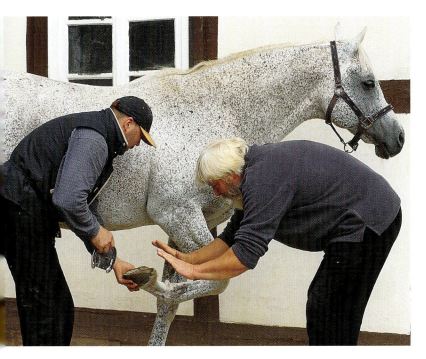

■ *Nicht immer werden Pferdebesitzer umfassend über Hufrehe und ihre Behandlungsmöglichkeiten informiert.*

Zweifellos gehört die Hufrehe mit zu den schmerzhaftesten Krankheitsbildern beim Pferd, die durch verschiedene Faktoren ausgelöst werden kann. Uneinigkeit herrscht dagegen über die Therapiemöglichkeiten, die wohl bei keiner anderen Pferdekrankheit so unterschiedlich, zum Teil sogar gegensätzlich, von Tierärzten und Hufschmieden vertreten werden.
Bei einem gemeinsamen Treffen von Tierarzt, Hufschmied und Pferdebesitzer vor Ort, bei dem die therapeutische Vorgehensweise für das unter

einer akuten und chronischen Hufrehe leidenden Pferd abgestimmt werden soll, kommt es dann nicht selten zu Meinungsverschiedenheiten über die Art und Weise der Rehebehandlung. Der betroffene Pferdebesitzer ist oft ratlos und weiß nicht, wem er glauben kann und für welche Therapie er sich entscheiden soll, um seinem leidenden Pferd wirklich zu helfen.

Es stellt sich die Frage, ob die zur Zeit bestehende Lehrmeinung an den Universitäten und Lehrschmieden überhaupt noch zeitgemäß ist. In nur wenigen Ländern Europas geht die Ausbildung von Hufschmieden, speziell in Bezug auf die Beherrschung alternativer Hufschutzmethoden und die fachgerechte Bearbeitung von Rehehufen, schleppender voran als in Deutschland! Das ist der Grund, warum sich in Deutschland eine so große Anzahl alternativer Ausbildungsstätten zur Hufbearbeitung von Pferden entwickelte und noch entwickelt, die die Nische der Barhufbearbeitung generell, vor allem aber neuer Hufschutzvorrichtungen und orthopädischer Hufbehandlungen mit Recht ausfüllen.

Dieses Buch soll helfen, die Krankheit zu verstehen und zu vermeiden. Hufrehe soll möglichst schnell erkannt werden, damit die richtigen Sofort- und Therapiemaßnahmen eingeleitet werden können. So wird das Leid des Tieres dezimiert und die Krankheit (hoffentlich) geheilt.

Auf der Grundlage neuester Erkenntnisse und nachweisbarer Erfolge wird versucht, eine Art Therapiekonzept zu erstellen, welches die herkömmliche Lehrmeinung in Frage stellt. Zahlreiche Fallbeispiele sollen den Leser dabei unterstützen, die richtige Entscheidung zu treffen.

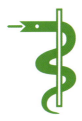

I. HISTORISCHER RÜCKBLICK

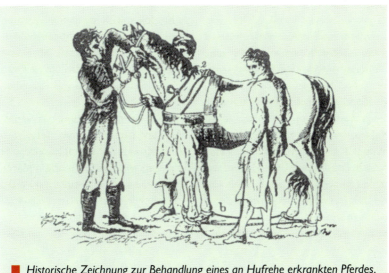

■ *Historische Zeichnung zur Behandlung eines an Hufrehe erkrankten Pferdes.*

Erste Hinweise auf Hufrehe finden sich schon bei den antiken Griechen und Römern, wo sie mit dem lateinischen Wort *laminitae* bezeichnet wurde. In Europa lassen sich genauere Darstellungen erst ab dem 13. Jahrhundert aufspüren. Im Deutschland der »Stallmeisterzeit« (1300 bis 1750) nannte man die Hufrehe *Hufverschlag*, *Rähe* oder *Verfangen*, im Frankreich der Epoche des Obskurantismus ab dem 15. Jahrhundert *fourbure* (aus dem Französischen Wort forboire = viel Trinken) und in England *lamintis* oder *laminite*.

Allen Ländern und Epochen war gemein, dass es den Beruf des Tierarztes noch nicht gab und so genannte »Stallmeister« oder »Marstaller« die Aufgabe der Krankheitsbehandlung innehatten.

So ist es nicht verwunderlich, dass man dieser damals noch rätselhaften, kaum therapierbaren und äußerst schmerzhaften Erkrankung des Pferdes in Zeiten dunkelsten Okkultismus, Hexenverfolgung und Aberglauben mit den schlimmsten und fragwürdigsten Behandlungsformen begegnete:

Zum Beispiel wurden in Deutschland als gebräuchliches Mittel gegen Hufrehe im 14. Jahrhundert die Hufsohlen entfernt. Im Frankreich des 17. Jahrhunderts band man die Sprunggelenke mit Seilen zusammen, um die Gliedmaßen zu entspannen und das Herabrutschen der Rehe nach unten in die Hufe zu verhindern, oder das Absperren der Adern im Bereich der Fessel. Auch wurden die Pferde kurzerhand an den Beinen aufgehängt, um das Blut aus den Hufen wieder in den Körper laufen zu lassen.

Üblich im Europa des Mittelalters war außerdem der übermäßige Einsatz von Aderlässen, nicht nur beim Menschen, sondern auch beim Pferd, bei allen möglichen Krankheiten, jedoch besonders bei der Hufrehe.

Da man in diesen Zeiten – im Gegensatz zu heute – sehr stark vom Arbeitstier Pferd abhängig war, entwickelten sich aber auch mehr oder weniger sinnvolle Therapien, um die Krankheit in den Griff zu bekommen. Interessant sind die Therapievorschläge von de Garsault im 18. Jahrhundert, *»im Augenblick der Wahrnehmung einer fourbure (= Hufrehe) das Pferd am Hals zu Ader zu lassen und es sofort bis zu den Knien in kaltes Wasser zu stellen, eine halbe Stunden zu warten und bevor es zu zittern beginnt, den Vorgang abzubrechen und die Vene zu schließen«*. Auch wurden Diäten verordnet, zum Beispiel *»kleine Rationen vom Kleie mit weißem Wasser«* in Verbindung mit Trockenmassagen der Gliedmaßen sowie Einläufe. Aber auch scheinbar groteske Rezepte bestehend aus weißen Zwiebeln mit *»demi-septiers Weißwein«* und *»Taubendreck«*, zusammen verrührt und dem kranken Pferd eingegeben, waren an der Tagesordnung.

Im Großen und Ganzen waren Behandlungserfolge durch das Fehlen genauer Kenntnisse rein zufälliger Natur und fanden eher nach dem Motto »Pferde, die diese Behandlung überstehen, überstehen auch eine Hufrehe« statt.

Neben solchen Eingriffen wurden auch Maßnahmen an den erkrankten Hufen vorgenommen. So beispielsweise die Anweisung, *»die Gliedmaßen mit Essig und Salz zu frottieren und den Kronrand mit Terpentinöl einzureiben«*. Oder *»Ruß mit Essig verdünnen und die Krone mit dieser Mischung eincremen. Außerdem heißes Lorbeeröl auf die kranke Hufsohle schütten oder Schweinekot mit Essig«*.

War die Rehe dann nicht mehr so schlimm, sollte das Pferd für gewisse Zeit mit Antimonpuder gefüttert werden (zwei Unzen von Antimon) mit feuchter Kleie.

Historischer Rückblick 13

> Als Ursachen für eine Hufrehe werden in dem bis heute (!) gültigen Standardwerk »Lehr- und Handbuch der Hufbeschlagkunst« aus dem Jahr 1861 (Groß, Tierarzneischule zu Stuttgart) eine Reihe Erkältungen gegeben: starke Zugluft, heftige Winde (Windrehe), schnell eintretendes Regenwetter, kaltes Getränk, Schwemmen in kaltem Wasser (Wasserrehe) und dergleichen. Daher würde diese Krankheit auch öfters bei unsteter Witterung im Früh- und Spätjahr, besonders bei Pferden mit feinen Haaren und empfindlicher Haut beobachtet.

Vielen Überlieferungen gemein ist die Ansicht, dass die Hufrehe ein wahres Unheil darstelle und nur wenige Pferde nach dieser Krankheit wieder so einsatzfähig seien, wie zuvor. So sei sicher, »dass die beste Arbeit für geheilte Pferde und nachdem sie durch einen Beschlag so gut wie möglich erleichtert wurden, das Pflügen von Ackerland« sei. Außerdem sei auf die Hufe mit »leichtem Beschlag Teer zu verschmelzen«.

Das Laufen auf Ackerboden und das Füllen der Sohle mit Teer können durchaus im Rahmen des damaligen Kenntnisstandes als sinnvolle Methoden anerkannt werden und zeigen **die Anfänge aktueller Überlegungen und Methoden,** die darin bestehen, die Hufwand zu entlasten und die gesamte Hufsohle zum Tragen der Last heranzuziehen.

Der Pariser André Sanson sagte 1882, dass »empirische Eisen den Effekt haben, das Übel zu unterhalten und die Auswirkung zu vergrößern. Die gesamten breiten, verlängerten, gewölbten usw. Eisen, die uns die Vergangenheit vererbte, auch wenn es den echten Praktikern nicht gefällt, sollten von nun an in Hufschmiedemuseen ruhen«. Auch diese Vordenker-Idee geht in die richtige Richtung, wie wir heute wissen.

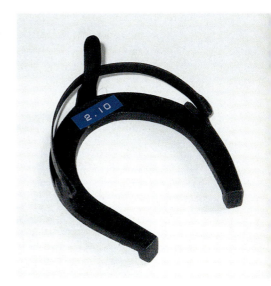

■ Nagelloser »Rehebeschlag« nach Gaurnau und Pauli, 1840.
Aus den Sammlungshufeisen des Instituts für Tiermedizin und Tierhygiene der Universität Hohenheim bei Stuttgart.

II. HUFREHE ERKENNEN

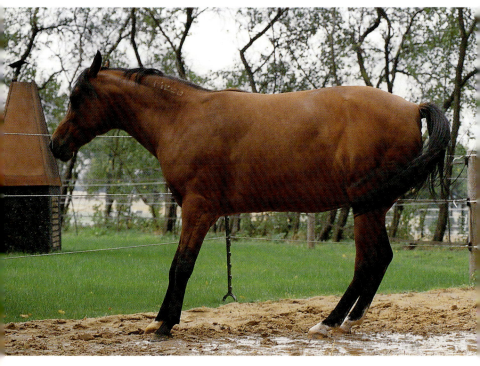

■ *Pferd mit akuter Hufrehe in unverkennbarer Haltung.*

Das rechtzeitige Erkennen einer Hufrehe ist für die Dauer und die Heilungschancen außerordentlich wichtig! Das heißt, je eher eine Rehe erkannt und behandelt wird, desto rascher geht sie vorbei und desto größer ist die Chance auf ein vollständiges Auskurieren dieser Erkrankung. Hierzu ist allerdings erforderlich, sich gewisse Grundkenntnisse über Hufrehe anzueignen.

Man muss also wissen, was diese Krankheit eigentlich ist, welche Risikopatienten es gibt, welche Symptome typisch sind, welche verschiedenen Faktoren diese Erkrankung auslösen können, wie sie abzustellen sind und wie ihre Auswirkungen auf das Pferd aussehen.

Was ist eine Hufrehe?

Hufrehe ist allgemein definiert eine Entzündung der im Huf befindlichen Huflederhaut, speziell der Lederhautblättchen im Bereich der Zehenwand. Sie befällt die Hufe des Pferdes, in der Regel beide Vorderhufe, selten auch die Hinterhufe. Die Huflederhaut stellt die Verbindung zwischen dem Hufhorn (»außen«) und dem Hufbein (»innen«) dar und kann als Zentrum des Hufes bezeichnet werden. Die Verbindung zwischen Hufhorn und Lederhaut besteht aus zahnradartigen Blättchen. Entzünden sich diese Blättchen durch bestimmte Vorgänge des Stoffwechsels im Pferdekörper, entsteht wie bei allen Entzündungen eine Schwellung. Wegen der festen Hufwand an den Seiten, der stabilen Sohle nach unten und des knöchernen Hufbeins nach innen kann sich die Schwellung nicht ausdehnen, was die hochgradigen Schmerzen erklärt. Bleibt die akute Entzündung längere Zeit bestehen (über 48 Stunden), was bereits als chronische Hufrehe bezeichnet wird, löst sich die Huflederhaut zwischen Hufhorn und Hufbein. Infolge der in diesem Bereich bestehenden hohen Gewichtskräfte bewirkt diese Loslösung folgende Lageveränderungen des Hufbeins:

1) bei leichteren Fällen eine geringe Absenkung des Hufbeins insgesamt mit deutlicher Verminderung der Viskosität der Gelenkflüssigkeit und gleichzeitiger Vergrößerung des Hufgelenkspalts mit vermehrter Füllung.
2) eine Rotation um das Hufgelenk mit Absenkung der Hufbeinspitze zur Sohle hin.
3) in einigen Fällen eine Kombination aus Absenkung und Rotation.

Im weiteren Verlauf der Hufrehe flacht die Hufsohle ab und drückt auf den Boden. Die äußere vordere Hufwand wölbt sich nach innen und wird konkav. Es entstehen tiefe Rillen rings um den Huf.

In schweren Fällen kann das Hufbein durch die Sohle treten, was als Hufbeindurchbruch bezeichnet wird.

II. Hufrehe erkennen

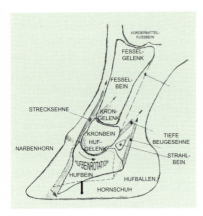

■ *Schematische Darstellung einer Hufbeinrotation*

Schließlich kann ohne rechtzeitige Hufbehandlung ein Knollhuf entstehen. Im schlimmsten Fall löst sich die Hufkapsel vom Hufbein, was als »Ausschuhen« bezeichnet wird.

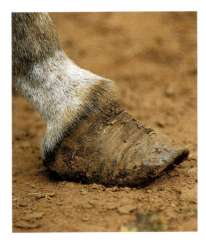

■ *Vernachlässigter Rehehuf eines Esels mit Knollhufbildung*

Welche Pferde sind gefährdet?

Eine klare Zuordnung von Risiko-gruppen bei Hufrehe gibt es nicht. Es kann jedes Pferd betroffen sein, zu jeder Zeit, bei jeder Haltung. Egal wie alt, welche Rasse, welche Gegend, welche Besitzer. Gleich ob dick, dünn, groß oder klein!
Lediglich die Art und Weise, wie gewisse Umstände auf das betroffene Pferd in bestimmter Form einwirken, lassen ein erhöhtes Risiko vermuten: Die Aufnahme großer Mengen bestimmter Futtermittel bei einem ohnehin zu dicken Pferd mit wenig Bewegung und schlechten Hufen begünstigt beispielsweise eine Futterrehe. Kommen dann noch verstärkende **Katalysatoren** wie beispielsweise Erregungszustände, psychische Belastungen oder eine Kolik dazu, kann die Krankheit ausbrechen. Bei einem schlanken Pferd mit kontinuierlicher Bewegung und guten Hufen kann dieselbe Futtermenge hingegen möglicherweise keinen Schaden anrichten.

Als eindeutige Risikogruppen können nur folgende Pferde benannt werden:
● Stuten mit Nachgeburtsverhalten
● Pferde mit Kreuzverschlägen
● Pferde mit Intoxikationen (=Vergiftungen) durch innere Ursachen wie zum Beispiel schwere Koliken oder Vergiftungen von außen (verdorbene Futtermittel, Giftpflanzen, Dünger)

Welche Pferde sind gefährdet?

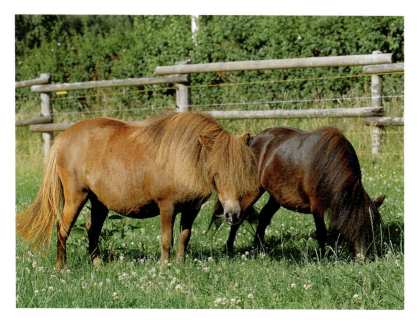

■ *Grundsätzlich können alle Pferde – auch Fohlen – eine Hufrehe bekommen.*

● Pferde, die plötzlich mit großen Mengen Eiweißen oder Kohlenhydraten belastet werden (Beginn der Weidesaison, Kraftfutterumstellung in Art und Menge).

Wie erkennt man eine Hufrehe?

Eine sich entwickelnde Hufrehe rechtzeitig zu erkennen, ist für einen Pferdebesitzer, der zuvor noch nie mit dieser Thematik konfrontiert war, außerordentlich schwierig. Vor den deutlichen Anzeichen der Huflederhaut-

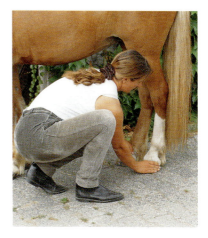

■ *Am Beginn einer Hufrehe fühlen sich die Hufe noch nicht warm an.*

entzündung (akute Phase) mit Wärme und verstärkter Pulsation der Zehenseitenarterien erscheinen oft zunächst einmal nur unterschwellige Symptome.

Die Temperatur der Hufe erscheint beim Handauflegen normal, ja sogar *etwas kühler als normal*. Das ist auf die verminderte Durchblutung der Hufe in dieser frühen Phase zurückzuführen. Ursächlich für das Absinken der Temperatur sind die Mechanismen, die eine gefäßverengende und durchblutungsmindernde Wirkung hervorrufen. Der sich häufiger vor den deutlichen Symptomen in der Anfangsphase der Hufrehe einstellende *klamme und steife Gang* lässt einen Pferdebesitzer und sogar manchen Tierarzt zunächst nicht unbedingt eine beginnende Hufrehe vermuten. Man nimmt als Ursache daher eher eine »normale« Huflederhautentzündung an, wie sie beispielsweise nach der Umstellung von Beschlag auf Barhuf oder durch eine übermäßige Hufabnutzung beziehungsweise ein zu starkes Auswirken durch den Hufschmied vorkommen kann. Auch Erkrankungen der Muskulatur am Rücken, am Bauch oder Quetschungen des Rückenmarks nach einem Sturz können einen klammen oder steifen Gang des Pferdes erzeugen.

Wenn man noch keine »Bekanntschaft« mit Hufrehe gemacht hat, wird man sein Augenmerk in dieser frühen Phase der Hufrehe vermutlich zunächst eher auf derartige Ursachen richten.

Und genau diese Umstände stellen das eigentliche Problem der Früherkennung einer Hufrehe dar. Denn die typischen ersten Symptome der Hufrehe, nämlich das weite Vorstrecken der Vorderbeine und des Kopfes, die Gewichtsverlagerung auf die Trachten und Ballen der Vorderhufe, die Wölbung des Rückens und das Vorschieben der Hinterbeine nach vorne bis unter den Schwerpunkt des Pferdes, um das Gewicht, das üblicherweise von den Vorderbeinen getragen wird, zum größten Teil auf die Hinterbeine verlagern zu können, sind *nicht*, wie es so oft in der Literatur getan wird, *als Glück im Unglück* zu bezeichnen! Denn zu diesem Zeitpunkt ist der »Zug bereits abgefahren«. Wenn diese Symptome auftreten, ist der ganze Prozess einer Hufrehe bereits im vollen Umfang im Gang.

Weitere Symptome in der akuten **Anfangsphase** der Hufrehe können sein:
- erhöhte Atmung und Puls,
- gegebenenfalls Temperaturanstieg um ein bis zwei Grad,
- geschwollener beziehungsweise ausgedehnter und erwärmter Kronrand (Innendruck),
- starke Druckempfindlichkeit der betroffenen Hufe und
- ein sichtlich gestörtes Allgemeinbefinden mit Angstzuständen.

Die verschiedenen Typen der Hufrehe und ihre Auslöser

Die Ursachen, die zu einer Hufrehe führen können, sind – wie bereits erwähnt – überaus unterschiedlich. Grundsätzlich gibt es zwei übergeordnete Formen: zum einen innere Ursachen infolge von Vergiftungen oder Stoffwechselstörungen, zum anderen äußere Einflüsse, wie mechanische Beanspruchungen der Hufe und andere auslösende Faktoren.

Am meisten verbreitet und bekannt ist die Hufrehe, die durch die Aufnahme von übermäßigem oder »falschem« Futter entsteht, die **Futterrehe**. Weniger geläufig ist die Hufrehe, die im Zusammenhang mit einer Fohlengeburt entstehen kann und die durch den Begriff der **Geburtsrehe** definiert ist. Eine **Belastungsrehe** (traumatische Rehe, »Stallrehe«) hingegen wird ausgelöst durch mechanische Vorgänge zwischen den Hufen und dem Boden beziehungsweise Untergrund. Von einer **Vergiftungs- und/oder Medikamentenrehe (Intoxikationsrehe)** spricht man, wenn eine Hufrehe durch Verabreichung bestimmter Medikamente entsteht oder das Pferd gewisse Stoffe, zum Beispiel Pilzgifte, mit der Nahrung aufnimmt, die stoffwechselbedingte Kettenreaktionen auslöst. Schließlich kann eine Hufrehe noch durch **Erregungszustände**, infolge von **Koliken**, **Darmentzündungen** oder **Durchfallerkrankungen**, durch **hormonelle Vorgänge** beziehungsweise **Hormonstörungen** sowie durch stoffwechsel- und durchblutungs-beeinflussende Ereignisse wie zum Beispiel **Blitzschlag** entstehen.

Häufig kann auch eine Aneinanderreihung ungünstiger Faktoren bei der Entstehung einer Hufrehe auslösend sein. Hierdurch ist eine eindeutige Ursachenbestimmung oftmals schwierig. Also zum Beispiel die Kombination von unsachgemäßer oder übermäßiger Futteraufnahme mit nachfolgender Kolik oder eine Lahmheit durch übermäßige Belastung mit anschließender medikamentöser Behandlung durch den Tierarzt.

Die Folgen der meisten genannten Auslöser sind aber immer gleich: Durch eine Entgleisung des Stoffwechsels werden im Pferdekörper bestimmte Substanzen freigesetzt, die Hufrehe auslösen beziehungsweise die für die entzündlichen Erscheinungen der Huflederhaut verantwortlich sind.

a) Die Futterrehe

Bevor auf die verschiedenen Futtermittel im Einzelnen und ihre Auswirkungen auf das Hufrehegeschehen eingegangen wird, soll die sich historisch veränderte Ernährungsweise des Pferdes kurz umrissen werden.

Die Ahnenreihe des Pferdes reicht ohne wesentliche Lücken rund 50 Millionen Jahre bis ins Eozän zu jenem berühmten, nur katzengroßen, mit

mehreren Zehen ausgestatteten Tier namens Eohippus zurück. Diese Urpferde haben ein bestimmtes Muster der Futteraufnahme entwickelt. Das Futter bestand aus Gräsern, Kräutern, Blättern, Holzzweigen und anderen pflanzlichen Stoffen und diese Nahrung wurde den ganzen Tag und die ganze Nacht kontinuierlich und in kleinen Mengen aufgenommen. Dabei haben sich sein Verdauungsapparat sowie sein Fressverhalten im vergleichsweise kurzen Zeitraum seiner Domestikation von einigen tausend Jahren gegenüber seinen Vorfahren kaum verändert.
Einzig seine Futteraufnahme hat sich aufgrund der Nutzung durch den Menschen und damit seines erhöhten Bedarfs an Energie gewaltig umgestaltet: Wenig Mahlzeiten, dafür üppig und reich an Kohlenhydraten und Eiweiß.

Der hohe Bedarf an kurzfristig verfügbarer Energie kann bei einem so genannten »Sport- und Leistungspferd« nicht allein durch Gras, Heu und Stroh bewerkstelligt werden, sondern wird ergänzt durch Kohlenhydrate, wie Stärke und Zucker, aus Getreideprodukten. Ebenso hat sich aber auch die Struktur beziehungsweise die Beschaffenheit des Futters verändert. Während die Wildpferde viel faserhaltige Stoffe mit einem dauernden Kauprozess zu sich nahmen, erhält das heutige Pferd in Form von Kraft- beziehungsweise Krippenfutter vorzerkleinerte Getreidekörner, vermahlen oder in konzentrierter, pelletierter Form. Die ursprüngliche Beschaffenheit des Futters ist dabei weitgehend verloren gegangen.
All diese Veränderungen der Futterbeschaffenheit, Zusammensetzung und Futterpraktiken stellen gegenüber seinen historisch entwickelten Bedürfnissen Gesundheitsgefährdungen des Verdauungsapparates dar.

Entgegen der allgemeinen, weit verbreiteten und traditionellen Meinung

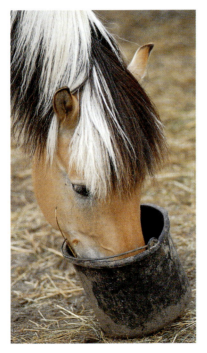

■ *Wenige, dafür üppige Kraftfuttermengen stellen ein großes Problem im Hufrehegeschehen dar!*

entsteht eine Futterrehe nicht ausschließlich durch die erhöhte Aufnahme von **eiweißhaltigen** Futtermitteln, sondern die Vorgänge, die dazu führen, sind komplexer. Inzwischen sind eine ganze Reihe von Fachleuten[1] übereinstimmend der Meinung, dass Pferde durchaus eine kurzfristige und erhebliche Aufnahme von **Eiweiß** beziehungsweise Proteinen über die Fütterung ohne Schaden überstehen und verkraften können. Auf die Auswirkung durch eine übermäßige Aufnahme von Eiweiß wird in dem Abschnitt »Vermeidung einer Futterrehe« noch eingegangen.

Problematisch bezüglich der Hufrehe ist jedenfalls auch ein hoher Anteil von **Kohlenhydraten**, besonders Stärke und Zucker. Diese Kohlenhydrate sind entweder in einigen Futtermitteln in zu hohem Maß enthalten oder werden ausdrücklich zugefüttert wie zum Beispiel Rübenschnitzel.

Kohlenhydrate sind eine Gruppe von Hauptnährstoffen, die den wesentlichen Anteil der so genannten Trockenmasse der pflanzlichen Futtermittel bilden.

Es gibt folgende Hauptgruppen:
- Einfachzucker
- Zweifachzucker (Milchzucker, Saccharose, Maltose)
- Mehrfachzucker (Stärke, Zellulose, Glykogen)
- Heteroplysaccharide (Pektine, Hemizellulosen)

Die Kohlenhydrate sind gleichsam der »Brennstoff« für den Organismus (Energielieferung). Der Abbau erfolgt bereits durch Enzyme im Speichel (Brot schmeckt »süß«). Die weitere Verdauung (von zwei bis vier) im Darm geht bis zu den Einfachzuckern. Außerdem dienen Kohlenhydrate der Bildung von Fettstoffen (»Dickmacher«).

Für das Auslösen der Futterrehe sind die großen Mengen Kohlenhydrate verantwortlich, die nicht durch Magen und Dünndarm vorverdaut, in den Dickdarm gelangen.

Zum besseren Verständnis wird daher im Überblick die Verdauungsvorgänge von Kohlenhydraten beim Pferd erklärt:

Im Dickdarm des Pferdes existieren unter normalen Bedingungen eine Vielfalt von Bakterien. Diese Bakterien stehen in Art und Menge in einem natürlichen Gleichgewicht und erfüllen eine ganze Reihe von Funktionen:

1) Die für uns im Zusammenhang mit der Hufrehe wichtigste Funktion ist die weitere Aufspaltung von Futtermitteln.
2) Sie halten die Waage zwischen »krankmachenden« und »nicht krankmachenden« Keimen (Bakterien, Pilze und andere).

---

[1] Zeyner, Veterinärmedizinische Fakultät Uni Leipzig

zu 1): Kurzer Überblick über die Kohlenhydratverdauung des Pferdes:
- die erste Aufspaltung der Kohlenhydrate erfolgt bereits in der Maulhöhle durch das im Speichel befindliche Enzym **Amylase**
- Enzymatische Verdauung im Magen: Verdauung der Kohlenhydrate im Magen durch Enzyme aus dem Futter und bakterielle Mikroorganismen
- Verdauung im Dünndarm: Der nächste wesentliche Verdauungsvorgang wird im Dünndarm durch körpereigene Enzyme ergänzt
- Dickdarm (Blinddarm, großes und kleines Kolon, Mastdarm): Man bezeichnet Blinddarm und das Kolon als Gärkammer. Dort werden hauptsächlich Rohfasern und Bakterien zersetzt, aber auch andere vom Dünndarm noch nicht ausreichend verdaute Nährstoffe

Was passiert nun im Dickdarm, wenn ein Pferd übermäßige Mengen von Kohlenhydraten aufgenommen hat? Bei einer übermäßigen Aufnahme gelangen einige der Kohlenhydrate unverdaut durch Magen und Dünndarm in den Dickdarm.
Hier bieten sie ein vorzügliches Futter für die immer in Lauerstellung befindlichen, unerwünschten säurebildenden Bakterien. Diese vermehren sich nun in wenigen Stunden sehr stark, der ph-Wert (pondus hydrogenii = Gewicht des Wasserstoffs (Säure-Basen-Wert)) des Darminhalts sinkt in den sauren Bereich (von 7.0, normales Milieu bis 6.0, saures Milieu).

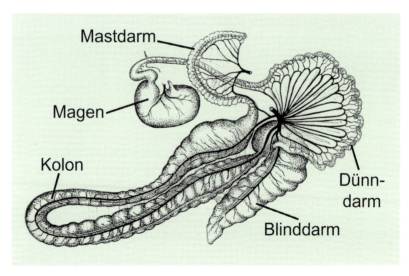

■ *Magen-Darm-Kanal des Pferdes (Übersicht nach Ghetie, 1955).*

Die verschiedenen Typen der Hufrehe und ihre Auslöser

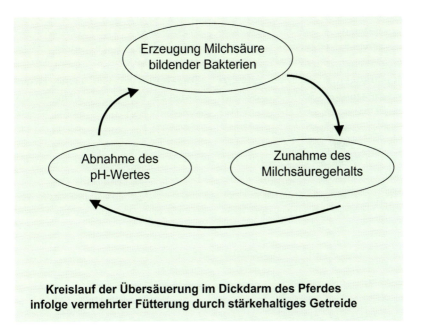

Kreislauf der Übersäuerung im Dickdarm des Pferdes infolge vermehrter Fütterung durch stärkehaltiges Getreide

■ *Übersäuerung*

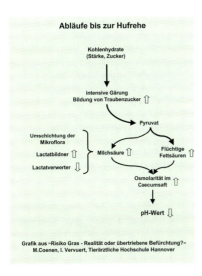

■ *Abläufe bis zur Hufrehe.*

Dadurch sterben die Nutzbakterien plötzlich in großen Mengen ab.

In ihren Zellwänden befinden sich Giftstoffe (Endotoxine), die normalerweise verkapselt sind. Beim Tod der Bakterien aber werden sie freigesetzt, dringen durch die Darmwand in den Blutkreislauf und lösen – im Huf angekommen – eine verhängnisvolle Reaktion aus. In deren Ablauf entstehen offenbar große Mengen feinster Blutgerinnsel, die sich bevorzugt in den Blutgefäßen der Huflederhaut festsetzen. In der Folge entstehen zahlreiche kleinste, infarktähnliche Bereiche mit starker Mangeldurchblutung. Überdies bewirkt die generelle Übersäuerung des Körpers ein zusätzliches Zusammenziehen der Blutgefäße mit Bildung von arteriellen **»Shunts«** (englisch = Weiche, Nebenanschluss). Das Resultat ist so (oder) so eine schwere, schmerzhafte Entzündung der Lederhaut. Hinsichtlich des Hufrehegeschehens ist hierbei vor allem das reiche Angebot eines bestimmten Kohlenhydrats aus dem Getreide, nämlich der **Stärke**, von wesentlicher Bedeutung. In der heutigen Fütterung werden dem Sportpferd bis zu einem Drittel, bei Rennpferden sogar bis zu 40 Prozent der Energie in Form von Getreidestärke angeboten.

Das Pferd kann aber – bedingt aus seiner Entwicklung – im Vergleich zu anderen Tierarten (beispielsweise Fleischfresser) nur beschränkt die für die Verdauung wichtigen Enzyme bilden (verminderte Stärkeverdauung). Die Verdauung der Stärke *muss* allerdings vollzogen werden und das geschieht nicht wie von der Natur vor-

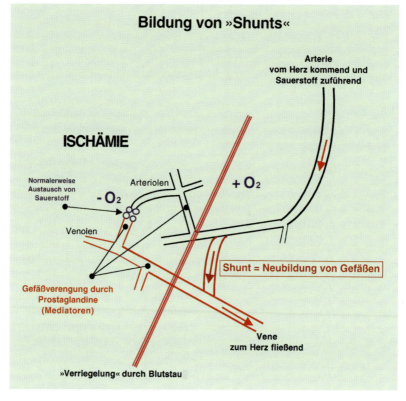

■ *Bildung von* **Shunts**.

Die verschiedenen Typen der Hufrehe und ihre Auslöser

gesehen in dem dafür zuständigen »vorderen Verdauungstrakt«, also dem Magen-Dünndarm-Bereich, sondern im »hinteren Verdauungstrakt«, dem Dickdarm mit seinen Bestandteilen Blinddarm, Grimmdarm und Mastdarm. Diesen Verdauungsvorgang nennt man »mikrobielle Fermentation« und es soll an dieser Stelle nicht weiter auf diese komplexen Prozesse eingegangen werden. Wichtig ist nur, dass diese Mikroorganismen im »hinteren Verdauungstrakt« eigentlich nur darauf eingestellt sind, rohfaserhaltige Kohlenhydrate wie Rau- und Saftfuttermittel mittels Enzymen aufzuspalten und weniger die ihm zugeführte konzentrierte stärkereiche Nahrung.

Im Folgenden werden einige Kraftfuttermittel aufgezählt, die in diesem Zusammenhang als besonders problematisch einzustufen sind.

Weizen, Gerste, Hafer und Mais
Es gibt Unterschiede zwischen den Getreidearten in Bezug auf die Verdaulichkeit im Magen-Darm-Bereich. Dabei scheint erwiesen[2], dass die Stärke aus Hafer im Dünndarm wesentlich besser verdaut wird als von Gerste oder Mais, also die Gefahr des Übergangs unverdauter Stärke beim Hafer in den Dickdarm geringer ist als bei Gerste und Mais. Hinweise hierfür liefern auch Redewendungen aus der Stallmeisterzeit wie »von Mais bekommen Pferde Hufrehe« oder »Gerste macht dicke Beine«.

> *Im Griechenland der Antike bedeutet das altgriechische Wort »Krithe«: Gerste und »Krithiasis«: Rehe.*

Das trifft allerdings nur dann zu, wenn zu viel Mais oder Gerste gefüttert wird. Denn traditionell werden beispielsweise Araberpferde in Nordafrika oder dem nahen Osten ausschließlich und ohne Probleme mit Gerste als Getreidezusatzfutter gefüttert. Auch die vorwiegende Fütterung in den USA bei Pferden stellen Maisprodukte dar, ohne dass sie krank werden. Von Bedeutung ist lediglich die Menge der Futterration. Als Richtmaß für die Verträglichkeit gilt, dass Mais und Gerste nur etwa 30 % der Haferration betragen sollte:

> *max. 0.5 kg Hafer pro 100 kg Lebendgewicht und Mahlzeit*
> *oder*
> *max. 0.15 - 0.20 kg Gerste/Mais pro 100 kg Lebendgewicht und Mahlzeit*

Die Maximalwerte der Fütterung bei einem circa 500 Kilogramm schweren Pferd betragen demnach nicht mehr als drei Kilogramm Hafer oder ein

---
[2] Meyer/Blaiton

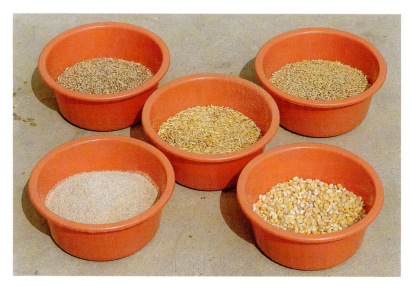

■ *Gerste (Behälter rechts oben) und Mais (rechts unten) haben gegenüber Hafer einen größeren Anteil von Kohlenhydraten (Stärke).*

Kilogramm Mais beziehungsweise Gerste pro Mahlzeit. Benötigt ein »Sport-« oder Rennpferd entsprechend mehr, muss einfach die Anzahl der Rationen am Tag erhöht werden, auf keinen Fall also die Menge pro Mahlzeit.

Eine bessere Verdaulichkeit der Getreidestärke kann auch durch entsprechende hydrothermische Futterbearbeitung erreicht werden (Getreideflocken, Getreideschrote heißwasserbehandelt).

Auch **Pflanzenöl** kann bis zu bestimmten Grenzen (200 Gramm pro Pferd und Tag) als ergänzender Energieersatz verfüttert werden. Näheres hierzu im Kapitel VI, I »Vermeidung einer Futterrehe – Futterbedarf«.

Mit einer Kotwasseranalyse kann man das Dickdarmmilieu seines Pferdes kontrollieren und eine Übersäuerung beziehungsweise den pH-Wert feststellen.

Grünfutter von Wiesen und auf Weiden
Von weiterer Bedeutung für das Pferd im Hufrehegeschehen sind Grünfutter und ihre Konservierung als Heu und Silage.

Klimatische Faktoren wie zum Beispiel Regenmenge, Höhen- oder Meereslage, Art und Beschaffenheit des Bodens (bindig, sandig oder gemischt), die Wahl der Düngung sowie regionale Besonderheiten hinsichtlich der Zusammensetzung von Pflanzen sind ausschlaggebend für den Nährstoffgehalt, den Geschmack und die Wachstumsgeschwindigkeit des Grünfutters auf Weiden und Wiesen. Von Relevanz für die Auslösung einer Hufrehe sind dabei besonders der Nährstoffgehalt und die Zeit für das Nachwachsen abgegraster Grünfutterflächen.

Es kommen hauptsächlich drei Arten von Grünfutter vor: Gräser, Kleearten und Kräuter. **Gräser** stellen im Allgemeinen als Hauptgruppe den größten Anteil des Grünfutters dar. Es wird dabei unterschieden in Ober- und Untergräser, die für das Pferd als wertvoll und brauchbar eingestuft werden sowie Gräser mit hohem Rohfaseranteil und geringem Mineralstoffgehalt, die als minderwertig hinsichtlich der Pferdeernährung eingeordnet werden.

Die **Kleearten** sind beispielsweise Weißklee, Rotklee, Bastardklee und Wickearten. Besonders der schattenempfindliche und lichthungrige Weißklee, der am häufigsten auf den Weiden anzutreffen ist, wird von Pferden besonders gern gefressen. Er ist sehr reich an Eiweiß, Calcium und Magnesium, speichert sehr wenig Fruktan (siehe unten) und ist unter normalen Umständen auch hochverdaulich. Auch hier gilt der Leitsatz des Schweizer Arztes und Philosophen Paracelsus: »Die Dosis macht die Wirkung«, der eigentlich auf die Verabreichung von Medikamenten bezogen war, aber durchaus auch auf die Menge der Aufnahme von Grünfutter – speziell Weißklee – in Zusammenhang gebracht werden kann. Die hohe Verdaulichkeit von Kleearten geht vermutlich bis zu

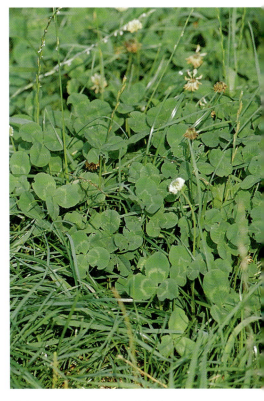

■ *Besonders Klee und stark kohlenhydrathaltige Gräser können Auslöser für Hufrehe sein.*

einem bestimmten Punkt. Wird dieser überschritten, können auch kleeartige Gräser die toxischen Verfahren in Gang setzen.

Schließlich lassen sich bei den **Kräutern** sowohl wertvolle Futterpflanzen als auch giftige »Unkräuter« feststellen. Kräuter sind zweikeimblättrige Pflanzen die auf extensiven und nicht gedüngten Weideflächen zunehmen. Ein Zusammenhang von Kräutern und Hufrehe ist noch nicht ausreichend untersucht. Von Bedeutung bei der übermäßigen Aufnahme von Kräutern zusammen mit Grünfutter ist vor allem das Grasungsverhalten des Pferdes.

Besteht eine Weide neben Gräsern und Kleeartigen auch aus Kräutern, werden sie normalerweise von den Pferden gemieden und nicht selten sogar für Geilstellen genutzt. Mischen sich einige giftige Kräuter allerdings zwischen hochwertige Gräser und werden diese Flächen kontinuierlich von den Pferden in der Weidesaison kurz gehalten, werden diese Giftpflanzen zwangsläufig – wenn auch in kleinen Mengen – mit aufgenommen.

Von Bedeutung für die Futterrehe sind folgende Kräuter:
- Beim Sumpfschachtelhalm und dem Adlerfarn – die auch im Heu vorkommen können und im getrockneten Zustand ihre Giftigkeit kaum verlieren – kommen Substanzen vor, die Störungen und Mangelerscheinungen auslösen können.

Im **Adlerfarn** sind dies blausäurehaltige Glykoside (erzeugen Vitamin B-Mangel) und Thiaminase (Störung des Kohlenhydrat-Stoffwechsels).

Der **Sumpfschachtelhalm** verursacht ebenfalls Avitaminosen (Mangelerkrankungen durch Fehlen von Vitaminen). Der Verlauf bei übermäßiger Aufnahme ist folgender:
- Zunächst entsteht eine Hypoglycämie, eine Absinken des Blutglucosespiegels im Blut mit Störungen der Zellfunktion infolge Glucosemangel.

Danach eine Hyperglycämie – eine Erhöhung des Blutglucosespiegels – mit reduzierter Toleranz gegenüber einer Kohlenhydrat-Belastung.
- Bei ständiger Aufnahme von Jakobs-Kreuzkraut (mehr als 10% des Körpergewichtes) können Leberschäden auftreten, ein Zusammenhang als Auslöser für Hufrehe ist jedoch nicht bewiesen.

Fruktane
Lange Zeit war man sich im Unklaren darüber, warum Pferde, die zu bestimmten Zeiten auf mehr oder minder abgegrasten Weiden gehalten wurden, Hufrehe bekamen. Inzwischen scheint man den Grund für dieses Phänomen herausgefunden zu haben: der hohe Anteil eines bestimmten Fruchtzuckers im Gras, dem **Fruktan**.

In den so genannten Chloroplasten der Grünpflanzen spielt sich die Photosynthese ab. Sie enthalten den grünen Blattfarbstoff Chlorophyll, der in der Lage ist, mit Hilfe des Sonnenlichts den Grundnahrungsstoff Glukose (Traubenzucker) aufzubauen. Daneben bilden sich in vielen Gräsern weitere Zuckerarten. Jede einzelne entwickelt in den Pflanzenzellen verschiedene Eigenschaften und bringt bei der Bildung seiner langen Molekülketten geringfügig veränderte Produkte hervor, die von der Pflanze immer wieder benutzt werden, um für Energievorrat, Energieversorgung, Widerstandsfähigkeit, Gewebesteifheit, Schutz gegen Dürre, Trockenheit und Frost etc. zu sorgen. Eine solche Zuckerart beziehungsweise abgewandelte Form ist das Fruktan: Ein sehr langkettiges, wasserlösliches Zuckermolekül, das vom Gras gespeichert wird, wenn ein Überschuss an Energie vorhanden ist. Dies ist besonders der Fall, wenn viel Sonnenlicht auf das Gras einwirkt, gleichzeitig aber die nötige Wärme fehlt, die für das Wachstum unentbehrlich ist. In diesem Fall speichert die Graspflanze Fruktan vorwiegend in der Wurzel und in den Stängeln, weniger in den Blättern. Ein solcher Fall liegt zum Beispiel vor, wenn im Spätherbst die Sonne scheint, die Temperatur tagsüber aber nicht über 6° Celsius steigt. Fruktan wird von Gräsern auch vermehrt gespeichert, wenn die Pferde sie ständig abfressen und kurz halten oder wenn man sie zum Zweck der Weidepflege regelmäßig abmäht. Dann stehen die Gräser unter »Stress« und speichern Energie in Form von Fruktan. Der Fruktangehalt sinkt, wenn die Pflanze ungehindert wachsen kann und ihre Energie dafür benötigt. Besonders Gräsersorten, die die Grundlage für Grassilagen bilden, wie beispielsweise das häufig vorkommende Weidelgras, speichern vermehrt Fruktan. Daneben ist bei Gräsern mit hohem Blattanteil weniger, bei solchen mit hohem Stängelanteil mehr Fruktan vorhanden.

Zusammenfassend lässt sich sagen, dass bezüglich des Hufrehegeschehens besonders das Weidelgras (hoher Fruktangehalt) und hohe Mengen Kleeartige (sehr kohlenhydrathaltig) auf einer Weide die größte Gefahr darstellen und daher in Grenzen zu halten sind. Dies geschieht zum Beispiel durch ein gutes Weidemanagement als beste vorbeugende Maßnahme.

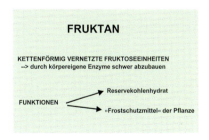

■ *Fruktan*

Frisches, noch nicht durchgetrocknetes Heu
Zu den größten Schwierigkeiten bei der Konservierung von Frischgras

zählt die fachgerechte Herstellung von Heu. Dabei sind folgende Faktoren von großer Bedeutung:
- Heutrocknung und Wassergehalt: Erst bei einem Wassergehalt unter 15 % darf Heu gepresst und gelagert werden.
- Ausreichende und trockene Lagerung bis zur Beendigung der Schwitzphase.
- Schließlich dient die Trocknung von Heu auch dem Ausschleichen des Fruktans.

Werden bei diesen Prozessen Fehler gemacht, bilden sich nicht selten Schimmelpilze wie zum Beispiel Aspergillus oder Penicillium. Solch schimmelpilzbefallenes Heu mit seinen hoch toxischen Substanzen verursachen nicht nur Verdauungsstörungen (Durchfälle), Koliken, Allergien, Atemwegserkrankungen oder Fehlgeburten bei Stuten, sondern können auch mitverursachend bei der Entstehung einer Hufrehe sein.

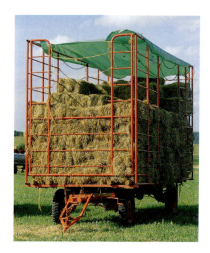

■ *Heu darf beim Trocknen keinem Regenschauer ausgesetzt sein.*

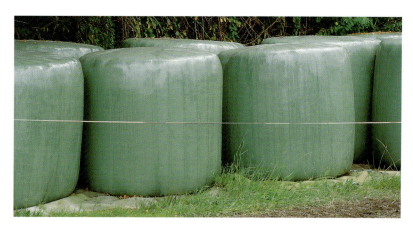

■ *Grassilage-Rundballen müssen fachgerecht gelagert werden und dürfen keine Schäden an der Kunststoff-Hülle aufweisen.*

Silagefuttermittel (Gras-, Kleegras-, Mais- und Rübenblattsilagen)
Silierte Futtermittel werden inzwischen immer öfter in der Pferdefütterung eingesetzt. Dabei ist grundsätzlich erst einmal festzustellen, dass Silagen in der freien Natur generell nicht vorkommen und der Pferdekörper auf siliertes Futter im Prinzip nicht eingestellt ist. Silagen stellen infolge Einsäuerungsprozesse (Aktivität von Milchsäure-Bakterien = natürliche Silierung / Zusatz von Säuren = künstliche Silierung) eine Art Haltbarmachung des Frischgrases für die Winterfütterung dar, verfügen über mehr Nährstoffe und weniger Staubanteile als beispielsweise Heu. Sie sind außerdem bei ihrer Ernte weniger arbeitsintensiv (einzelne Silageballen, rund oder eckig) und witterungsabhängig, weshalb sie in vielen Regionen mehr und mehr von Landwirten und Pensionsstallbetreibern favorisiert werden. Neben diesen positiven Eigenschaften birgt die Silage-Fütterung einige Gefahren in sich:

1) **Gefahr durch die so genannte Nachgärung.** Es kann passieren, dass die Oberflächen von Silageballen nachträglich einsäuern und hierdurch weitergären, was für Pferde generell gefährlich werden kann.

2) **Gefahr durch einen zu hohen Gehalt an Energie beziehungsweise Kohlenhydraten, ähnlich dem des rohen Ausgangsproduktes.**

In Bezug auf die Entstehung einer Hufrehe können Silagefuttermittel also eine tickende Zeitbombe darstellen. Die Aufnahme von siliertem Futter mit seinem hohen Anteil von Stärke, Zucker (und hier vor allem Fruktan!) und Eiweiß kann – wie bereits geschildert – zu verstärkter Bakteriolyse und damit zu erhöhter Freisetzung von Endotoxinen und vermehrter Bildung biogener Amine führen. So hat zum Beispiel Blaiton[2] in einem Tierversuch beim Pferd Hufrehe durch 15 Gramm Maisstärke pro Kilogramm Lebendgewicht ausgelöst. Maisstärke kommt in Maissilage in hoher Konzentration vor.

3) Weitere Gefahrenquellen ergeben sich für das normale Pferd durch hohe Anteile giftigen Hahnenfußes in Grassilagen. Während zum Vergleich getrockneter Hahnenfuß im Heu seine giftige Wirkung verliert, bleibt sein Giftgehalt in Grassilagen bestehen und es droht die Gefahr von Leberschäden. Weiterhin können verbliebene Tierkadaver in Silageballen Botulismustoxine entstehen lassen, was beim Pferd zum Tod führen kann.

Schädlich sind silierte Futtermittel außerdem mit höheren ph-Werten als sechs, Schimmel und Verunreini-

---

[2] Blaiton

gungen tun ein Übriges. Als Positiv hingegen kann bei einer Heißsilierung (über 50° C) der Sumpfschachtelhalm seine giftige Wirkung verlieren beziehungsweise deutlich herabgesetzt werden.

> **Fallbeispiel: Hufrehe durch Aufnahme hoher Mengen Weißklee**
> **Pferd:** *Araberstute, 10-jährig, braun*
> **Besondere Merkmale:** *mittlerer bis schwammiger Typ, gesunde Hufe, sehr guter Futterverwerter*
> **Anamnese:** *keine Hufrehe bedingte Vorgeschichte, aber steter Hang zur Fettleibigkeit*
> **Verlauf der Erkrankung:** *Die sommerlichen Temperaturen und der ungewöhnlich reichliche Niederschlag hatten im fruchtbaren Jahr 2000 im hessischen Mittelgebirge das Gras im April und Mai besonders schnell wachsen lassen. Die betroffene Stute wurde mit anderen Pferden auf eine 1998 fälschlicherweise mit »Kuhgras« (Klee und Weidelgras) angesäte Weide verbracht. Auf dieser Wiese verbreitete sich sehr stark Weißklee, der von den Pferden nun in entsprechend großen Mengen aufgenommen wurde. Leider war ein entsprechendes Weidemanagement mit dem Ziel, das Wachstum des Klees im Vorfeld zu unterdrücken, versäumt worden. Die Besitzer der Stute hatten kein gutes Gefühl dabei, aber ließen die Stute dennoch raus. Gerade in diesem Augenblick kam ein befreundeter Pferdezüchter und Hufpraktiker auf den Hof und sah die Stute inmitten einem hoch gewachsenen Meer von Weißklee, mit vollen Backen fressend. Seine Reaktion war entsprechend entrüstet, ja fast ärgerlich, und den Besitzern der Stute ging jetzt erst ein Licht auf. Es stellte sich heraus, dass es bereits zu spät war. Am Folgetag nahm die Stute die typische Rehestellung ein, war kaum zum Laufen zu bewegen und hatte hochgradige Schmerzen. Es wurde sofort gehandelt. Der Tierarzt führte einen Aderlass durch, gab blutverdünnende Heparin-Lösung, später Phenylbutazon, danach Quadrisol. Zur Schmerzlinderung wurde zusätzlich ASS mittels Apfelmus oral verabreicht. Derselbe Hufpraktiker kam noch am selben Abend und legte je eine punktuelle Drainageöffnung an der vorderen Hufwand der beiden Vorderhufe, wobei auch sofort Flüssigkeit aus dem Huf trat. Außerdem raspelte er eine frei schwebende Zehe, kürzte die Eckstreben und nahm den hinteren Tragrand (Trachten) bis zur Höhe der Sohle zurück (die Stute hatte zum Glück viel Hufsubstanz) um Strahl, Sohle und Ballen vermehrt zum Mittragen heranzuziehen. Dieses sofortige und beherzte Handeln hatte dann auch den entsprechenden Erfolg. Nach kurzer akuter Phase folgte ein abgeschwächter chronischer*

Die verschiedenen Typen der Hufrehe und ihre Auslöser

Verlauf, nach drei Monaten war die Stute – bis heute – wieder gesund. Es trat keine Hufbeinrotation beziehungsweise -senkung ein, auch kein Knollhuf oder konkave Ausbildung der vorderen Hufwand. Lediglich einige Rillen zeugten von der Hufrehe, die dann problemlos zusammen mit den Drainageöffnungen herunterwuchsen.

Einmal allerdings fuhr den Besitzern ein großer Schrecken durch die Glieder: Einige Tage nach Beginn der Hufrehe kaute die Stute im Liegen ständig am Kronrand eines Vorderhufes herum. Vermutlich war dieser Huf mehr als der andere betroffen und das Pferd hat instinktiv diese Handlung vollzogen. Das hatte zur Folge, dass an dieser Stelle ein wunder Bereich entstand, aus dem dann eine ganze Menge Eiter, Blut und andere Flüssigkeiten heraustraten. Zunächst nahm man an, dass jetzt der Prozess des Ausschuhens begann und befürchtete, das Tier einschläfern zu müssen. Schließlich schloss sich diese Wunde wieder und die rehetypischen Symptome gingen nach dieser »Selbstheilung« außerordentlich schnell zurück.

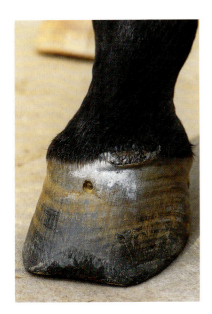

■ Aus der punktuellen Drainageöffnung trat sofort Flüssigkeit aus dem Huf.

b) Geburtsrehe

Eine weitere durch innere Vorgänge ausgelöste Hufrehe ist die **Geburtsrehe**, auch als **Nachgeburtsverhaltung** bekannt.

Im so genannten Nachgeburtsstadium löst sich bei der Stute die Nachgeburt, die als Eihäute bezeichnet wird. Das sind schleimhautartige Gewebe, die durch die so genannten Nachwehen von der Stute ausgestoßen werden. Verbleiben auch nur kleinste Teile der Nachgeburt in der Gebärmutter der Stute zurück, kann das zu bakteriell bedingten Zersetzungsprozessen führen. Dabei sondern diese Bakterien Gifte ab, die den Vorgang der Hufrehe in Gang setzen, indem sie aus der Gebärmutterwand in den Blutkreislauf gelangen. Deshalb muss nach dem

Abgang der Nachgeburt diese auf ihre Vollständigkeit hin überprüft werden. Näheres hierzu können Sie im Kapitel »Hufrehe vermeiden« nachlesen.

> *Die Verhaltung der Plazenta ist ein ernstes Risiko für Hufrehe.*

Weiterhin kann eine Hufrehe auch nach einer Endometritis (Schleimhautentzündung der Gebärmutter) infolge einer uterinen Infektion ohne Nachgeburtsverhaltung entstehen.

c) Belastungsrehe

Eine Hufrehe kann auch durch äußere Vorgänge verursacht werden. Hierzu zählen mechanische Beanspruchungen, die auf die Hufe wirken. Solche Beanspruchungen können langes Laufen auf harten Böden sein, wozu es beispielsweise bei Distanzritten kommen kann oder auch wenn das Pferdes auf der Straße beziehungsweise auf dem Asphalt durchgeht. Die dadurch hervorgerufene Rehe wird als »traumatische Rehe« bezeichnet.

Besonders bei beschlagenen Pferden oder bei barhuf laufenden Pferden, die

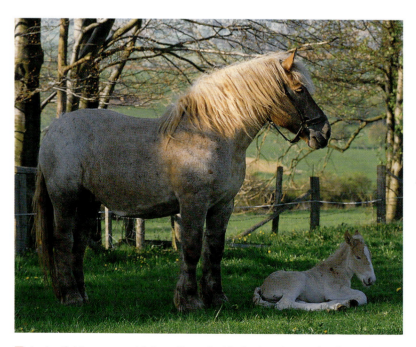

■ *In der Gebärmutter verbliebene Reste der Nachgeburt können bei Stuten die gefährliche Geburtsrehe auslösen.*

Die verschiedenen Typen der Hufrehe und ihre Auslöser

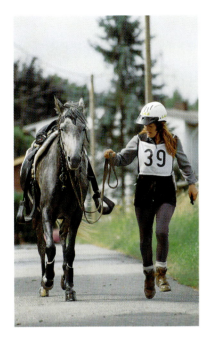

■ *Langes Reiten auf hartem Untergrund kann Auslöser für eine Hufrehe sein.*

keinen Dämpfungsschutz wie etwa Hufschuhe oder Kunststoffbeschläge haben, konnte nachgewiesen werden, dass die Schlagwirkung auf Asphalt die dreifache Intensität hat wie beispielsweise bei einem Barhuf mit Hufschuh. Es sind aber auch Rehefälle bekannt, die durch langes Stehen beispielsweise auf harten Stallböden (»Stallrehe«) oder bei Schiffsreisen entstanden sein sollen.
Vor allem aber kann die Ursache durch langes Stehen auf drei Beinen bei hochgradiger Lahmheit einer Gliedmaße liegen, was als die klassische »Belastungsrehe« angeführt wird. Schont ein Pferd sein erkranktes Bein, belastet es gleichzeitig die anderen drei vermehrt. Besonders bei einer Lahmheit der Vordergliedmaße muss der andere und gesunde Vorderhuf die volle Last des kranken Hufes mit aufnehmen – und das sind immerhin circa 30 % des Gesamtgewichtes des Pferdes als Mehrlast beziehungsweise die doppelte Last auf einen Huf.

Auslöser für eine Belastungsrehe können aber auch mehrere Faktoren gleichzeitig sein. Im folgenden Fallbeispiel sowie im Fallbeispiel der 3-jährigen Araberstute mit Sohlendurchbruch (Abschnitt »Rehebeschlag«) wurden den Pferden mit einer Lahmheit der Bewegungsapparate bestimmte Arzneimittel (Depotkortikoid/Kortison) verabreicht. Depotkortikoide sind spezielle Kortison-Zubereitungen, bei denen die Wirkstofffreigabe im Pferdekörper zeitlich verzögert erfolgt.

Bei der darauf folgenden Hufrehe beider Pferde waren sich die beteiligten Pferdebesitzer dann nicht sicher, ob der Auslöser die Überbelastung der gesunden Vorderhufe oder die Anwendung des Kortisonpräparates war.

Zweifellos ist nur, dass durch die Überlastung der/des gesunden Hufe(s) die Huflederhaut in Mitleidenschaft gezogen wird. Inwieweit schließlich eine einfache Entzündung der Huflederhaut in die Hufrehe übergeht, ist noch nicht vollends geklärt.

Fallbeispiel: Hufrehe durch Lahmheit (Belastungsrehe)
Pferd: Araberstute, 11-jährig;
Besondere Merkmale: trockener Typ, gesunde Hufe.
Anamnese: keine Hufrehe bedingte Vorgeschichte.
Verlauf der Erkrankung: Die im Offenstall gehaltene Stute zeigte über Nacht eine geringe bis mittelmäßige Lahmheit an der linken Hinterhand, vermutlich verursacht durch Festliegen oder Anschlagen an eine Stallwand. Es entwickelte sich nach zwei Tagen eine hochgradige Lahmheit, so dass der Tierarzt gerufen werden musste. Schwellungen oder ähnliches, was auf eine Entzündung hingedeutet hätte, waren nicht vorhanden. Ebenfalls konnte durch sofort durchgeführte Röntgenaufnahmen am Stall kein Befund an Knochen und Gelenken festgestellt werden. Der Tierarzt verabreichte daraufhin als Behandlung ein Depotkortikoid mit entsprechender Dosierung, da er eine Kniegelenksentzündung annahm (Anmerkung: Die Vermutung des Pferdebesitzers, dass eine »Warmblutdosierung« gegeben wurde – also die Rasse Arabisches Vollblut nicht berücksichtigt wurde, kann nicht bewiesen werden). Nach weiteren zwei Tagen liefen die Vorderbeine an und es machte den Eindruck, als lahmte die Stute jetzt auf allen vier Beinen. Dieser Zustand hielt circa eine weitere Woche unverändert an. Dann schien es, als sei die Lahmheit an der Hinterhand abgeklungen, während die Lahmheit an beiden Vorderbeinen zunahm. Der Tierarzt kam jetzt täglich. Dann nahm die Stute im Stand die typische Stellung ein: Die Vorderbeine wurden nach vorne verlagert, die Hinterbeine gleichsam nach vorne unter den Mittelpunkt des Körpers geschoben. Jetzt erst wurde der Verdacht auf eine Hufreheerkrankung beider Vorderhufe geäußert. Es wurde sofort ein Aderlass durchgeführt. Es folgte eine klassische Behandlung der Hufrehe: Verabreichung von schmerzstillenden und entzündungshemmenden Medikamenten (kein Cortison!); Entlastung des Schmerzbereiches durch Abfeilen der Zehe (frei schwebende Zehe). Außerdem wurden die Trachten und die Eckstreben herabgesetzt (hierzu gibt es gegenläufige Meinungen). Außerdem wurden in jeden Huf zwei so genannte Dehnungsfugen gefräst. Unterstützt wurden diese Maßnahmen mit homöopathischen Mitteln (Globulis) durch einen zusätzlich konsultierten Pferde-Homöopathen. Außerdem wurde jegliches kohlenhydrathaltige Futter, also Kraftfutter, gestrichen, mehrfach am Tag (in der ersten Zeit auch nachts!) die Vorderbeine gekühlt und entsprechend dem Schmerzempfinden kontrollierte, zeitweise leichte und freiwillige Bewegung mit den anderen im Offenstall gehaltenen Pferden verordnet. Der Heilungsprozess kam langsam und schwankend voran. Immer wieder kam es zu

Rückfällen, die von erhöhter Lahmheit begleitet waren. Schließlich konnte nach einem halben Jahr eine gewisse Stabilisierung erreicht werden. Nach 15 Monaten war das Pferd scheinbar wieder gesund, es konnte eine Hufbeinrotation beziehungsweise Absenkung um 2° (Winkelung bei der ersten Röntgenaufnahme in der ersten akuten Hufrehe-Phase zwischen Hufwand und Wand des Hufbeins 12°, Winkelung nach überstandener Hufrehe durch zweite Röntgenaufnahme 14°) festgestellt werden, die Hufbeinspitze war nicht angegriffen. Das Pferd wurde jetzt wieder freizeitmäßig geritten. Nach einem weiteren gesunden Jahr kam es erneut zu einer Lahmheit der Hinterhand der Stute. Diesmal vorgewarnt, wurden alle Hufrehe bedingten Vorbeugemaßnahmen ergriffen und die Behandlung der Hinterbeinlahmheit Kortisonfrei durchgeführt. Trotzdem konnte ein Rückfall in die Hufrehe nicht verhindern werden.

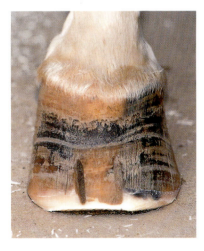

■ Zum Fallbeispiel oben: Rehehuf der Araberstute aus dem Fallbeispiel nach circa vier Monaten: Man kann deutlich den Übergang der geschädigten Hufteile (unterer Teil) zu dem gesund nachgewachsenen (oberer Teil) erkennen.

d) Vergiftungs- und Medikamentenrehe

Von einer Vergiftungsrehe spricht man, wenn das Pferd bestimmte Stoffe mit dem Futter aufnimmt, die nicht im üblichen Sinn als Futtermittel gelten. In erster Linie sind hierbei Pilzgifte zu nennen, speziell Schimmelpilze oder bestimmte Pilzsporen wie Aspergillus unter anderem, aber auch Giftpflanzen wie die »Falsche Akazie«, Akazienrinde, Wiesenschaumkraut, oder Wicke sowie Rizinussamen, Vaselinöl, Pestizide, Fungizide, Herbizide (Unkrautvernichter) stehen in Verdacht, Hufrehe auszulösen. Durch deren Aufnahme entstehen wiederum bestimmte Reaktionen im Verdauungstrakt, die zu entzündlichen Vorgängen der Huflederhaut führen.

Vielfach bewiesen ist der Zusammenhang von Hufrehe und Medikamenten bei Langzeit-Kortisonen, auch durch Überdosierungen (siehe auch Fallbeispiel: Hufrehe durch Lahmheit (Belastungsrehe).

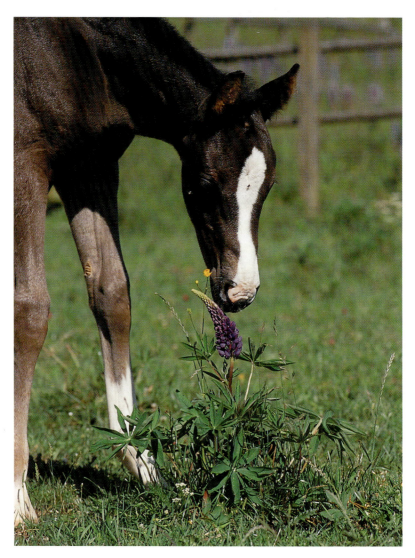

■ *Giftige Kräuter haben auf Pferdeweiden nichts zu suchen!*

Die verschiedenen Typen der Hufrehe und ihre Auslöser

Weitere Auslöser für Hufrehe	Ursachen	Vorbeugemaßnahmen
Erregungszustände (psychische Faktoren)	Ausschüttung von Stresshormonen → Gefäßverengung in der Peripherie, Minderversorgung mit Sauerstoff	Erregungszustände möglichst vermeiden
Infektionen	Atemwegsinfektionen, Allgemeininfektionen (Influenza), Auftreten einer Hufrehe zwei bis sechs Wochen nach einer Virusinfektion (Herpes-Viren)	Imfektionskrankheiten behandeln und auskurieren, bevor das Pferd belastet wird. Dieses Gebiet ist noch nicht ausreichend erforscht.
Koliken und Durchfälle	Innere Vergiftung (Endotoxämie) infolge Kolik oder Durchfallerkrankungen: Kolitis (Darmentzündung); Fehlgärungen im Dickdarm.	Koliken vermeiden
Kaltes Wasser	hastiges Aufnehmen von viel kaltem Wasser (> 20 Liter); große Mengen irritieren die Darmflora; es entsteht vermutlich eine Schleimhaut-Entzündung im Magen-Darm-Trakt, in deren Folge die Bakterien absterben und ähnliche Folgen wie bei einer Futterrehe haben; Gastroenteritis/Kolitis	Nach langen Ritten (Distanzritte) das Pferd nur langsam in kleinen Schlucken trinken lassen.
Futterumstellungen	plötzliche Änderungen des Kraftfutters von Hafer auf zum Beispiel Gerste oder Mais	Futterumstellungen langsam durchführen
Hormonelle Veränderungen	Zyklusstörungen der Stute: Dauerrosse oder Ausbleiben der Rosse	Hormonelle Behandlung durch den Tierarzt
Erkrankungen der Nieren und Muskeln	z. B. schwerer Kreuzverschlag (Zerstörung von Muskelzellen in der Rückenmuskulatur); Ansammlung des aus dem Kraftfutter gebildeten Kohlenhydrats Glykogen in den Rückenmuskeln. Das bei plötzlicher Belastung sehr schnell durch den anaeroben Stoffwechsel zur Milchsäure abgebaut wird, die nicht schnell genug abtransportiert werden kann. Sie zerstört die Zellwände der Rückenmuskelzellen. Folgeschäden können Hufrehe, Nierenschäden und Harnstoffvergiftung (Urämie) sein.	Regelmäßige Bewegung, Futterabzug an Ruhetagen
Schilddrüsenerkrankungen	Störungen der endokrinen, also der mit innerer Sekretion/Drüsen verbundenen Organe.	
Immunsystem	Entgleisungen des Immunsystems, massiver Stress, Autoimmunkrankheiten	
Elektrischer Strom	Physikalische Einwirkungen wie starker Strom oder Blitzschlag: eine Folge der starken Entzündungsreaktion der Blut- und Nervenversorgung des Hufes	bei Gewitter die Pferde hereinholen; Vorsicht bei alten Steckdosen und Stromleitungen im Stall; Strom aus dem Elektrozaun stellt absolut keine Gefahr dar!

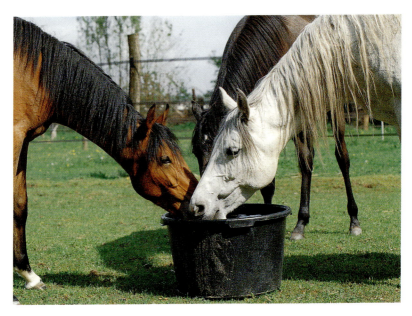

■ *Die hastige Aufnahme großer Mengen kalten Wassers steht auch im Verdacht, Hufrehe auszulösen.*

Fallbeispiel: Hufrehe durch Blitzschlag

Todesfälle von Pferden und Rindern durch Blitzschlag sind bekannt. Im folgenden Beispiel wird ein Blitzschlag auf eine Ponystute beschrieben, den sie während eines Gewitters auf der Weide erhalten hatte und danach Hufrehe bekam. Die Stute lag auf der Seite in der Nähe einer Eiche, als der Blitz einschlug und die Entladung über den Boden und das feuchte Gras direkt auf sie einwirkte. An mehreren Stellen (Brust, Kopf, Knie) entstanden haarlose Stellen. Die nachfolgende Untersuchung ergab Fieber, schnelle Atmung und Herzrasen. Die haarlosen Stellen schwollen an und sonderten Flüssigkeit ab, typisch für Verbrennungen 2. Grades. Sie war sehr schreckhaft, ließ sich nicht anfassen und hatte einen krampfartig gestreckten Hals, einen aufgewölbten Rücken und erhobenen Schweif. Außerdem zeigte sie deutliche Anzeichen einer Hufrehe. Das Stehen bereitete dem Pony of-

fensichtlich starke Schmerzen, so dass es sich immer wieder hinlegte. Im Liegen beruhigte es sich dann, Puls und Atmung normalisierten sich. Das Abhorchen von Lunge und Bauch/Unterleib mit dem Stethoskop blieb ohne besonderen Befund. Der behandelnde Tierarzt begann mit einer antibiotischen Behandlung (Oxytetrazyklin=Fütterungsantibiotika) und verabreichte Dexamethason (Glococorticoid mit verzögerter Biotransformation, 30-mal stärker wirksam als Hydrocortison), beides hemmt die Wirkung der Stoffwechselprodukte bestimmter Mikroorganismen auf andere. Zudem gab er verschiedene Schmerzmittel, die jedoch dem Tier keine Linderung verschaffen konnten. Am folgenden Tag hatten sich die haarlosen Stellen dramatisch vergrößert und es entwickelte sich ein Unterbauchödem. Das Stehen bereitete der Stute erhebliche Schmerzen und die Skelettmuskulatur zitterte unkontrolliert. Schmerzmittel wirkten so wenig wie am Vortag. Am dritten Tag wurde das Pferd in eine Klinik eingewiesen und dort mit einem Opiat behandelt (0.75 g Pethidin i.m.). Innerhalb von dreißig Minuten ließen die Schmerzen deutlich nach. Diese Therapie wurde drei Tage fortgesetzt. Die antibiotische Behandlung wurde ebenfalls weitergeführt. In der nächsten Woche besserten sich die Hautwunden, nicht jedoch die Hufrehe. Das Pferd konnte wieder besser Stehen, entwickelte aber in der Hinterhand einen »Gänsegang« und hielt den Schweif weiter angehoben. Nach einer Akupunkturbehandlung normalisierte sich der Gang, während die ungewöhnliche Schweifhaltung bestehen blieb. Der Heilungsverlauf der Hufrehe wurde durch eine zusätzliche Infektion kompliziert, die sich durch erneute Oxytetrazyklingabe beherrschen ließ. Vierzehn Wochen nach dem Blitzschlag war radiologisch eine deutliche Hufbeinrotation nachweisbar. Diese konnte in zehn weiteren Wochen korrigiert werden. Damit hat die Hufrehe in diesem Fall von allen Effekten des Blitzschlages die größten Probleme bereitet. Sie war vermutlich eine Folge der starken Entzündungsreaktion der Blut- und Nervenversorgung des Hufes. Die neuro-muskulären Symptome können durch Demyelisation der peripheren Nerven entstanden sein, also durch den Prozess, bei dem die Einbettungssubstanz von Nervenzellen zerstört wird, während das Unterbauchödem wahrscheinlich durch die Schäden am System der Blutgefäße der verbrannten Hautbezirke entstanden ist. Interessant ist auch, dass der Schmerzzustand im Anfangsstadium nur durch den Einsatz von Opiaten beherrscht werden konnte, was möglicherweise mit deren Wirkungsweise auf Bewusstsein und Empfindungen zusammenhängt.

Quelle: Praktischer Tierarzt

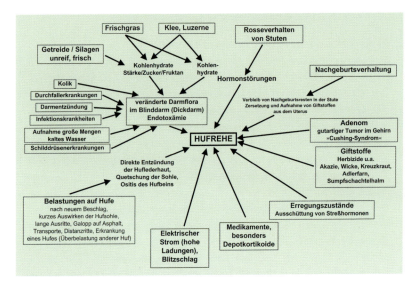

■ *Hufrehe und ihre Auslöser.*

Die verschiedenen Intensitätsstufen einer Hufrehe

Maßgebend für die Einteilung in unterschiedliche Stärkegrade einer Rehe ist das Schmerzempfinden des Pferdes, das heißt je größer die Schmerzen sind, desto stärker ist die Hufrehe. Eine Hufrehe kann in vier Grade eingestuft werden:

a) Kategorie I – Die leichte Hufrehe

Das Pferd wechselt im Stehen die Belastung der Vorderhufe durch abwechselndes Anheben und wieder Aufsetzen der Gliedmaßen. Eine Lahmheit ist nicht zu erkennen, im Schritt und Trab läuft das Pferd gehemmt. Die Vorderhufe lassen sich ohne große Probleme aufnehmen. Eine erhöhte Pulsation ist an den Zehenseitenarterien noch nicht fühlbar. Die Vorderhufe sind durch die gestörte Durchblutung verhältnismäßig kalt (Blutleere infolge ungenügender Zufuhr = Ischämie). Eine Entzündung (Inflammation) ist im Innern der Hufe noch nicht vorhanden. Das Pferd zeigt noch keine rehetypische Standposition. Durch Abtasten mit der Hufabdrückzange kann nur ein unspezifisches Schmerzempfinden nachgewiesen werden.

In diesem Stadium lässt sich sowohl vom Tierarzt als auch vom Pferdebesitzer nicht ohne weiteres eine Hufrehe diagnostizieren.

Die verschiedenen Intensitätsstufen einer Hufrehe

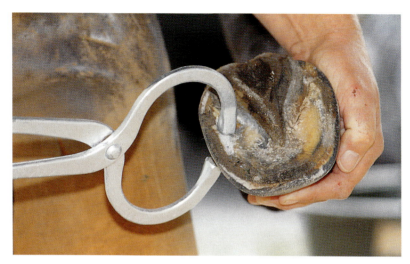

■ Bei einer Rehe im Anfangsstadium kann man mit der Hufabdrückzange nur ein allgemeines erhöhtes Schmerzempfinden lokalisieren.

Vorläufig bleibt in diesem Stadium die Diagnose: Huflederhautentzündung I. Grades.

b) Kategorie II – Mittelgradige Hufrehe

Das Pferd zeigt jetzt die typische Standposition: Die Vorderbeine werden im Stand weit nach vorne gesetzt, die Belastung erfolgt auf die Trachten der Vorderhufe. Die Hinterbeine werden nach vorne in Richtung Schwerpunkt des Pferdekörpers verlagert, um das Hauptgewicht aufzunehmen.

Die wechselseitige Belastung der Vorderhufe geschieht jetzt öfter, es hebt die Hufe abwechselnd und krampfhaft in die Höhe und setzt sie zaghaft und ängstlich wieder auf den Boden. Dabei »stelzen« sie hin und her und sehen sich nach der einen wie nach der anderen Seite um, wobei diese Verhaltensweise zuweilen auch für Kolikanfälle gehalten wird. Das Pferd bewegt sich freiwillig kaum, an der Hand mit einer Führperson nur widerwillig. Der Gang im Schritt ist sehr klamm, und das Pferd ist sehr schwer in den Trab zu bringen. Die Vorderhufe lassen sich nur mit Nachdruck aufnehmen, sie fühlen sich jetzt durch die inzwischen eingetretene Entzündung warm an, es ist ein erhöhter Puls an den Arterien festzustellen. Eventuell hat das Pferd erhöhte Temperatur, die Atmungsfrequenz ist erhöht, die ausgeatmete Luft erscheint heiß.

Das Abdrücken mit der Hufzange beziehungsweise Hufabdrückzange bestätigt erhöhtes Schmerzempfinden. In diesem Stadium ist die Diagnosestellung durch den Tierarzt oder Hufschmied etwas leichter. Jedoch können auch bei so genannten Steingallen, Nageltritten oder Hufabszessen Schmerzreaktionen im gesamten Hufbereich bei der Untersuchung mittels Hufabdrückzange auftreten, hervorgerufen durch das Ausstrahlen des an sich lokal eingegrenzten Schmerzpunktes auf die gesamte Lederhaut.

c) Kategorie III – Die starke Hufrehe

Rehetypische Standposition wie bei Kategorie II. Der ganze Körper ist angespannt, die Bauchmuskulatur hart. Der Schritt des Pferdes ist jetzt sehr mühevoll. Wenn es läuft, zeigt es den typischen »Pantoffelgang« mit vermehrter Trachtenfußung.
Der Gesamteindruck deutet auf große Schmerzen hin. Das Pferd stöhnt, ist apathisch, hat gegebenenfalls Durchfall und zeigt Fressstörungen. Die Vorderhufe sind sehr warm und lassen sich nur mit sehr großer Mühe aufnehmen. Der Puls an den Zehenseitenarterien ist absolut deutlich fühlbar und auch erhöht. Das Pferd liegt sehr oft. Im Stehen ist auch beobachtet worden, dass es sich mit dem Unterkiefer beispielsweise auf den Futtertrog aufstützt oder mit dem Hals so an Gegenständen anlehnt, dass es beim Atmen beeinträchtigt wird.

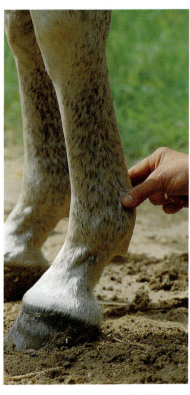

■ *Den Puls misst man an den Zehenseitenarterien mit zwei Fingern (innen), nicht mit dem Daumen!*

d) Kategorie IV – Die schwere Hufrehe

Die letzte Stufe zeigt nochmals verstärkt die Symptome der Kategorie III. Dem Pferd fällt das Stehen und Gehen jetzt sehr schwer. Es zittert auf den am meisten betroffenen Füßen und legt sich nieder, manchmal sogar auf den Rücken. Es streckt die Beine im Liegen abwechselnd aus, winkelt sie wieder an

Die verschiedenen Intensitätsstufen einer Hufrehe

und gibt unter Ächzen und Stöhnen mit großer Unruhe und Angst die extremen Schmerzen zu erkennen. Das Pferd liegt in diesem Stadium fast nur noch und kann ausschließlich unter erheblichem Aufwand zum Aufstehen motiviert werden.

Vornehmlich in den beiden letzten Kategorien kann es zu einem Sohlendurchbruch oder zum so genannten Ausschuhen kommen.

Ein Sohlendurchbruch, das heißt das Durchdringen der Hufbeinspitze durch die Sohle kommt bei einer erheblichen Hufbeinsenkung vor, insbesondere, wenn die Hufsohle sehr dünn ist.

Hat die Hufbeinspitze die Sohle durchstoßen, besteht zusätzlich eine enorme Infektionsgefahr durch eindringende Bakterien. In diesem Fall müssen jedenfalls ein Hufverband mit antibiotischen Substanzen und eventuell die systemische Verabreichung von Antibiotika eingeleitet werden.

Das Ausschuhen kann ein plötzlich eintretender Prozess sein, der sich innerhalb weniger Stunden vollzieht. Er kann aber auch schleichend einsetzen. Hierbei löst sich im Bereich des gesamten Kronrandes die Hornschale ab. Einzelne kleinere Wunden am Kronrand, aus denen Wundflüssigkeit und Eiter austritt, können, müssen aber nicht auf ein Ausschuhen hindeuten und bedürfen dringend einer lokalen Behandlung, das heißt Desinfektion.

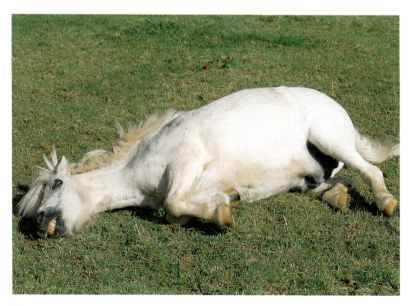

■ *Das liegende Pferd zeigt deutliche Schmerzen.*

III. HUFREHE BEHANDELN

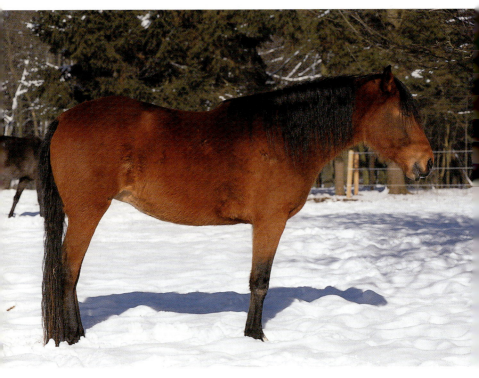

■ *Glück im Unglück in Hinsicht auf die Kühlung bei einer Hufrehe im Winter.*

Jeder Fall von Hufrehe ist unterschiedlich und muss daher individuell behandelt werden. Alle Beteiligten, das sind der Pferdebesitzer, der Tierarzt und der Hufschmied müssen umgehend eingreifen und gemeinsam daran denken, dass sehr schnell eine Verschlechterung eintreten kann. Ziel der therapeutischen und rehabilitierenden Bemühungen sind die Linderung der Schmerzen, das Einschränken des Entzündungsprozesses, die Verhinderung einer Hufbeinsenkung und eine kontinuierliche Korrektur der Rehehufe durch eine langfristig ausgelegte Hufbearbeitung.

1. Sofortmaßnahmen durch den Pferdebesitzer, Tierarzt und Hufschmied

Ist eine Hufrehe eindeutig diagnostiziert, müssen sofort Erste-Hilfe-Maßnahmen eingeleitet werden. Hierbei sollten Pferdebesitzer, Tierarzt und Huffachmann eng zusammenarbeiten, denn nur so ist eine schnelle und effektive Hilfe überhaupt möglich! Auf den Pferdebesitzer kommt die Hauptarbeit zu. Er muss letztlich entscheiden, was gemacht wird, muss Tierarzt und Huffachmann ständig über den Krankheitsverlauf unterrichten und sein Pferd zum Teil rund um die Uhr betreuen, was großes Engagement, Zeitaufwand und Organisationstalent erfordert.

a) Der Aderlass

Eine der Sofortmaßnahmen durch den Tierarzt ist der so genannte Aderlass.

Wie bereits erwähnt, gelangen mit dem Blutkreislauf die toxischen Stoffe durch das Absterben der Bakterien im Dickdarm auch in die Hufe, wo sie ihr Unheil anrichten. Es liegt also nahe, bereits beim Entstehungsprozess der Hufrehe durch eine Blutentnahme den Anteil der Giftstoffe zu verringern, um die krankheitsauslösenden Vorgänge zu verlangsamen. Das Problem – und damit auch die Argumentation der Aderlass-Gegner – besteht darin, dass ein Aderlass meist erst dann gemacht werden kann, wenn die ersten Symptome einer Hufrehe bereits bestehen, also der Prozess bereits im Gang ist. Welchen Vorteil bringt also ein Aderlass im Stadium der akuten Rehe?
Fest steht, dass durch den Aderlass die Konzentration der im Blutkreislauf befindlichen Giftstoffe sowie Blutgefäß verengende Stoffe abnimmt. Das geschieht dadurch, dass der Pferdekörper die durch den Aderlass fehlende Blutmenge zunächst durch Blutflüssigkeit ersetzt. Erst später werden neue Blutkörperchen gebildet. Es tritt somit zuerst eine Blutverdünnung ein. Das Blut kann schneller zirkulieren und durch die entsprechenden Gefäße beziehungsweise Kapillaren dringen. In vielen Fällen kann diese vom Pferdeorganismus durchgeführte und einige Zeit in Anspruch nehmende Bluter-

III. Hufrehe behandeln

> **Der Aderlass:**
> **Definition aus dem Jahre 1895, Brockhaus Konversationslexikon**
> »Der Aderlass ist die operative Öffnung eines blutführenden Gefäßes, meist einer Vene. Der Zweck des Aderlasses ist, eine gewisse Menge Blut ausfließen zu lassen, um entweder die Blutmenge im ganzen Körper oder in einem einzelnen Organ zu vermindern, die Blutbeschaffenheit zu verbessern oder den Kreislauf des Blutes wieder anzufachen.«
> Weiter heißt es:
> »Bei Haustieren wird der Aderlass heutzutage viel seltener gemacht als in früheren Zeiten. Nur bei rheumatischen Hufentzündungen (Rehe), akuter Gehirnentzündung und Lungenentzündung im Beginne ist Aderlass am Platze. Auch bei der so genannten schwarzen Harnwinde des Pferdes hat Fröhner den Aderlass warm empfohlen. Der Aderlass kann an den verschiedensten Adern, d.i. Venen, gemacht werden, an der Sporader, an den Fesselvenen, an der Vorarmvene, der Bugader und der Schrankader. (…) Die Menge Blut, die entzogen werden darf, beträgt beim Pferd drei, höchsten fünf Kilogramm.«

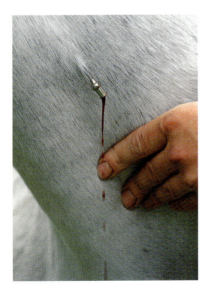

■ Beim Aderlass kann venöses Blut an der Drosselvene entnommen werden.

neuerung (Blutersatz) auch künstlich durch Verabreichung der gleichen Menge einer Elektrolytlösung vom Tierarzt vollzogen werden.

Auf jeden Fall ist ein Aderlass sinnvoll, da er den Anteil der prozentualen Gerinnungsfaktoren und Blutblättchen verdünnt und somit der Störung in der Huflederhaut entgegenwirkt. Zusätzlich kann im Rahmen eines Aderlasses auch die Verabreichung gerinnungshemmender Medikamente wie zum Beispiel Heparin sinnvoll sein. Auch hier scheiden sich die Geister, da eine Überdosierung von Heparin gleichzeitig beträchtlichen Schaden anrichten kann.

Die Durchführung eines Aderlasses ist bei manchen Pferden nicht ganz einfach. Auch sollte der Pferdebesitzer relativ starke Nerven haben, denn das Abnehmen von bis zu fünf Litern Blut (die in der Fachliteratur oftmals angegebene Menge bis zu zehn Litern Blut ist zu viel und auch nicht ohne weiteres durchzuführen) verlangt hohe Konzentration von Tierarzt und Hilfskraft. Unter Umständen ist das Pferd über diesen ungewöhnlichen Vorgang äußerst beunruhigt. (Ob es der Geruch des eigenen Blutes ist, welches das Pferd mit seinem dem Menschen überlegenen Geruchssinn sehr intensiv wahrzunehmen scheint oder der vermutlich schmerzhafte Vorgang selbst, ist nicht ganz klar). Eventuell fängt das Pferd nach einiger Zeit der Blutentnahme an zu zittern und es entsteht der Eindruck, es würde Kreislaufprobleme bekommen. Auch die optische Wahrnehmung beim Pferdebesitzer kann während des Blutentnahme Probleme bringen, denn das in einem Eimer oder Behälter aufgefangene Blut verteilt sich im Rahmen des unruhig verlaufenden Vorgangs nicht selten auf der Stallgasse oder in der Box. Die Dauer des Aderlasses richtet sich nach dem Blutdruck und nach Lage der Vene und Halsmuskulatur des Pferdes.

Pony-Venen zum Beispiel liegen oft tief und werden durch Anspannen der Muskeln abgedrückt.

Eine weitere Möglichkeit der lokalen Entziehung des Blutes ist der punktuelle »Aderlass« durch Blutegel, die am Hufbereich angesetzt werden und heute noch durchaus bei Entzündungen der Hufe angewendet werden. Hierbei werden die etwa 20 cm langen so genannten Kieferegel (Hirudo medicinalis) für medizinische Zwecke genutzt.

b) Kühlen der betroffenen Hufe

Wenn beim Pferd die akute Hufrehe erkannt wurde, ist es außerordentlich wichtig, die erkrankten Gliedmaße – insbesondere die Hufe – zu kühlen. Kaltes Wasser führt zu einer erhöhten Durchblutung des durchblutungsgestörten Rehehufes.

Die einfachste, aber auch zeitaufwändigste Kühlmethode ist fließendes Wasser aus dem Schlauch, auf die betroffenen (Vorder-)Hufe und den Bereich der Röhrbeine fließen zu lassen.

Der Kühlvorgang sollte mehrmals am Tag wiederholt werden und mindestens 20 bis 30 Minuten andauern, damit er richtig wirkt. Anfangs ist ein Rehepferd bei dieser Kühlung relativ unwillig und tippelt hin und her. Nach circa zehn Minuten steht das Pferd ruhig und merkt die Erleichterung. Hierzu muss man das Pferd aber jedes mal aus seiner Box oder aus dem Offenstall herausholen und auf den Abspritzplatz verbringen. Das ist auf Dauer nicht einfach und raubt Zeit und Nerven.

Eine weitere Möglichkeit ist, die (Vorder-)Hufe in mit kaltem Wasser aufgefüllte Plastikbehälter zu stellen – auch das sollte mehrmals am Tag wiederholt werden. Der Vorteil dieser Art des Kühlens ist, dass sie auch in der Box vonstatten gehen kann. Nachteil ist die umständliche Handhabung der schweren Wasserbehälter, nicht selten fällt ein Behälter um und hinterlässt klatschnasses Einstreu.

Befindet sich zufällig ein Bach in unmittelbarer Nähe des Stalles, kann das Pferd dort hineingestellt werden. Sollten sich Steine auf dem Bachgrund befinden, müssen sie auf jeden Fall entfernt werden. Mit viel Einfallsreichtum kann ein provisorisches Zäunchen im Bereich des Bachlaufs eingerichtet werden, circa drei auf drei Meter, damit sich das Pferd darin umdrehen kann. Ein befreundeter Artgenosse sollte sich in der Nähe befinden.

Im schneereichen Winter ist die Hufkühlung leichter durchzuführen. In diesem Fall belässt man das Pferd einfach einige Zeit oder in Intervallen im Paddock oder der angrenzenden Wiese, auf der man mit mobilem Elektrozaun einen Bereich absteckt, auf dem besonders viel Matsch oder Schnee vorhanden ist. Bei gefrorenem Boden ohne Schnee ist diese Kühlungsart natürlich nicht möglich!

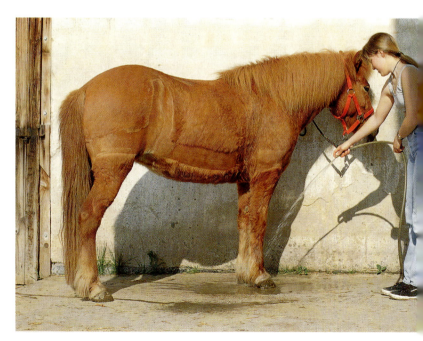

■ *Das Kühlen der Rehehufe muss mindestens zwanzig Minuten dauern!*

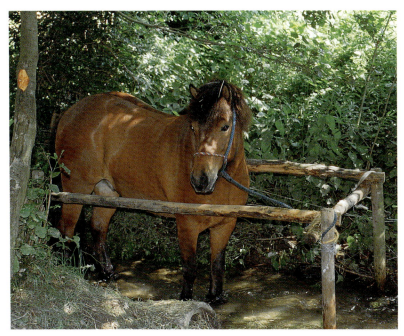

■ Im Sommer kann man ein Rehepferd mehrmals am Tag in einen Bach stellen. Das kühle, fließende Wasser schafft Erleichterung.

Heiß-kalte Wechselbehandlung
Gute Erfahrungen haben wir mit anschnallbaren Hufschuhen gemacht, in die mit einer Plastikspritze (zum Beispiel gereinigte Wurmkur-Spritze oder einer anderen Medikamenten-Spritze) abwechselnd mit Eiswürfeln gekühltes Wasser und warmes Wasser mit Rivanol eingespritzt wird.
Diese Art der »Kneippschen« heiß-kalten Wechselbehandlung ist mittels Hufschuhen am wirkungsvollsten durchzuführen. Da eine Mangeldurchblutung (Blutleere=Ischämie) besonders im vorderen Bereich der Hufe besteht, kann durch die erhebliche Verringerung der Huftemperatur durch das Eiswasser der Bedarf an Sauerstoff für den Stoffwechsel im Huf verringert werden. Sehr warme Rivanol-Aufgüsse anderseits führen zu einer Erweiterung der Gefäße (Vasodilatation) im Huf mit einer vermehrten Durchblutung der Kapillargefäße. Dieses Wechselspiel sollte mehrere Tage lang und mehrmals in Abständen an jedem Tag durchgeführt werden und dabei jedes Mal »**kalt enden**«, das heißt die jeweils letzte Anwendung sollte mit Eiswasser durchgeführt werden.

Allerdings ist diese Prozedur verhältnismäßig aufwendig und verlangt die ständige Anwesenheit des behandelnden Pferdebesitzers. Nicht einfach ist auch das Aufbringen der Hufschuhe auf die hochgradig schmerzempfindlichen Hufe. Neben dem allseitig umschlossenen Schweizer Hufschuh (Swiss-Horse-Boot) eignen sich auch so genannte Krankenschuhe wie der Pro-Fit oder Euqaline-Shoe.

Weiterhin gibt es für Rehepferde, die im Offenstall leben, noch die Möglichkeit, an einer Stelle des Paddocks eine circa 40 Zentimeter tiefe Grube auszuheben, circa drei auf drei Meter. In diese Grube wird eine stabile Plastikplane eingelegt, darauf circa zehn Zentimeter Sand aufgebracht und dann mit Wasser aufgefüllt. Nicht selten geht das betroffene Pferd von selbst in diese Wassergrube. Wenn nicht, kann auch hier mit einem mobilen Elektrozaun (aber bitte ohne Strom!) eine provisorische Einfriedung errichtet werden, in der das Pferd in Ruhe und ungestört von den anderen Offenstallpferden, einige Zeit zum Kühlen seiner Hufe verbringen kann.

Schließlich kann man bei Pferden, die sehr oft liegen und unter einer starken Hufrehe der Kategorie IV leiden, die heiß-kalte Wechselbehandlung auch mittels Umschlägen abwechselnd mit Eiswasser und warmer Rivanol-Lösung durchführen, welches aus zwei bereitgestellten Behältern entnommen und

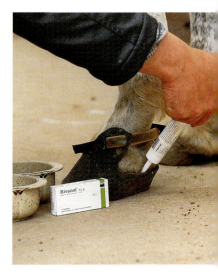

■ *Diese heiß-kalt Behandlung wird mit Hilfe eines Hufschuhs durchgeführt. Kaltes und warmes Wasser (mit Rivanol) wird im Wechsel in den »Schuh« eingespritzt.*

immer wieder im Wechsel auf die Umschläge aufgegossen wird.

c) Umschläge mit Weißkohl

Der Weißkohl gehört zu der Pflanzengattung der Kreuzblütler mit weichen Blättern und weißen Köpfen (Brassica oleracea L. capitata) und dient unter anderem zur Herstellung von Sauerkraut. Weißkohl wurde bereits in der Bronzezeit verwendet und vor allem die alten Ägypter und Römer schätzten diese Art des scharfen Kreuzblütlers nicht nur für den Verzehr (Anregung zur Verdauung), sondern aufgrund ihrer antibiotischen Wirkung auch für medizinische Zwecke. Charakteristische Inhaltsstoffe sind Glucosinolate, Sinalbin- und Ferulasäure (Phenylpropanderivate). In der Humanmedizin werden diese Bestandteile als pharmazeutische Hilfsstoffe, bei rheumatischen und neuralgischen Beschwerden, bei Bronchitis und Harnwegsinfektionen verwendet.

Huf-Umschläge mit frisch zerkleinertem Weißkohl sind seit langem ein bewährtes Hausrezept, fördern die Durchblutung und »ziehen die Entzündung« aus den Hufen. Allerdings darf man keine Wunder erwarten. Schaden können solche Umschläge allerdings, wenn man sie tagelang, ohne abzunehmen, an den Hufen belässt und sich hierdurch ein permanenter Hitzestau ohne die Möglichkeit der wichtigen Kühlung entwickelt.

Der frische, zerkleinerte Weißkohl (für die Behandlung von zwei Hufen benötigt man circa 1/2 Kohl) wird in eine strapazierfähige Plastiktüte gegeben. Hier stellt man den Huf hinein und umwickelt den oberen Bereich der Plastiktüte mit einem stabilen Klebeband. Darüber stülpt man eine Jute-Tüte, die mit einer elastischen Binde komplett, also Huf und Röhrbein, eingebunden wird, damit der Umschlag nicht abfällt. Schließlich fixiert man das

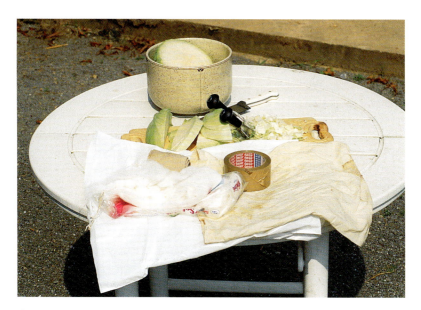

■ Die einzelnen Bestandteile, die man für einen Weißkohlumschlag benötigt, sind meist auf dem Hof vorhanden, sodass er schnell angefertigt ist.

Ganze noch einmal mit Klebeband. Wichtig ist, dass man nicht allzu fest wickelt, damit kein Blutstau entstehen kann. Den Umschlag sollte man einige Tage hintereinander anbringen und jeweils einige Stunden dran lassen, damit er seine volle Wirkung entfalten kann. Nach dem Abnehmen müssen die Hufe lange gekühlt werden.

d) Untergrund und Bodenbeschaffenheit

Als weitere Sofortmaßnahme muss die Beschaffenheit des Bodens, auf dem das rehekranke Pferd läuft, überprüft werden. Der beste Untergrund ist ein steinfreier Sandplatz, eine mäßig bewachsene, weiche Wiese (keine ausgetrocknete, harte Wiese!), eine Matschfläche oder eine gleichmäßige Fläche mit Schnee. Allen diesen Böden ist gemein, dass sie beim Auffußen der betroffenen Hufe einen gleichmäßigen Druck auf die Sohle ausüben, also auch die konkave Form der Sohle ausfüllen. Nicht gut sind ein harter Beton- oder Asphaltboden, denn beim Auffußen auf diese Flächen muss der Tragrand alleine den Druck aufnehmen, die Sohle erfährt keinen Gegendruck und wird bei jedem Bodenkontakt zwangsläufig nach unten gedrückt, was sehr schmerzhaft ist und jedes mal den beschädigten Aufhängeapparat beansprucht.

Sehr problematisch sind Steine und Steinchen, die auf dem Weg liegen, auf dem das Pferd beispielsweise von seiner Box oder seinem Offenstall zur Abspritzplatte gebracht wird, oder zum Platz auf dem es vom Tierarzt behandelt oder wo es gegebenenfalls für die Fahrt in die Pferdeklinik verladen wird. In diesem Fall müssen die Steine im Bereich einer Lauffläche von circa einem Meter entfernt werden, eventuell sogar auf diesen Laufstreifen Sägemehl oder Stroh gestreut werden.

Tipp:
Zum kurzzeitigen Überbrücken von harten, steinigen Flächen können auch über die Hufe gezogene Socken mit eingelegten Schwämmen verwendet werden. Hierbei sollte der Schwamm möglichst die gesamte Sohle ausfüllen. Die Socken können zum besseren Halt in den Fesselbeugen mit Kreppband umwickelt werden, allerdings darf nicht eingeschnürt werden.

Auch auf vielen Paddocks befinden sich Gegenstände, die gesunden Pferden keine Probleme bereiten, wie etwa Holzstückchen, Äste oder natürlich auch Steine, die aber für das Rehepferd eine ständige Belastung sind. Diese müssen rigoros entfernt werden.

Sehr problematisch sind so genannte Drainageflächen aus Rundkieselsteinen oder gar scharfkantigen Schottersteinen, die oftmals auf Bereiche aufgebracht werden, die sehr anfällig für

1. Sofortmaßnahmen durch den Pferdebesitzer, Tierarzt und Hufschmied

Matschbildung sind, also beispielsweise Eingangsbereiche vor Innenställen oder Auslaufzonen in die Weide etc. Hier ist die Phantasie der Pferdebesitzer gefragt. Entweder schüttet man gewaschenen, steinfreien Sand auf diese Flächen, legt alte Teppichreste darauf oder streut viel Stroh, Sägespäne oder Rindenmulch darüber, um dem Rehepferd das Überqueren dieser Flächen zu erleichtern. Dasselbe gilt für Beton- und Asphaltflächen wie Stallgassen etc. Ebenfalls problematisch sind unebene oder matschige Paddockflächen, die bei eisiger Kälte hart frieren. Hält man im Winter ein Rehepferd auf solchen Flächen, sollte man die Wettervorhersagen genau verfolgen und bei drohendem Bodenfrost diese Flächen mit einem Traktor und zum Beispiel einer Wiesenschleppe oder einem angehängten Holzstamm oder ähnlichem gerade ziehen. Hat man dieses Gerät nicht, muss man zumindest mit einem Rechen von Hand die gröbsten Erhebungen glatt ziehen und entschärfen. Generell aber ist eine hart gefrorene Paddockfläche, auch wenn sie glatt gezogen wird, als sehr unvorteilhaft für das Rehepferd einzustufen! Man sollte davon Abstand nehmen, das Pferd so unterzubringen.

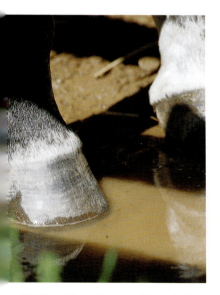

■ *Matschiger Untergrund in Auslaufbereichen darf bei einem Rehepferd nicht mit Kieselsteinen, Schotter oder ähnlichem befestigt werden.*

Hufverband

Eine weitere Sofortmaßnahme bei akuter Hufrehe ist das Anlegen eines Hufverbandes mit stoßdämpfender Eigenschaft. Er besteht aus sechs übereinander angeordneten Schichten. Die innerste Schicht ist Verbandswatte, die um den Huf gelegt wird. Darüber wird Polsterwatte gewickelt, die mit einer elastischen Binde fixiert wird. Darauf folgt eine selbstklebende Binde, die schließlich mit einem wasserabweisenden Klebeband umgeben wird. Zur zusätzlichen Dämpfung kann zwischen Verbands- und Polsterwatte im Bereich der Hufsohle nochmals ein Polster aus gefüllten Röllchen oder gefalteter Watte gelegt werden.

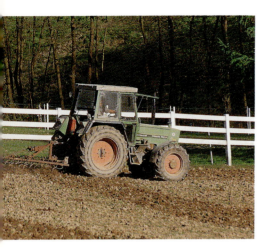

■ Unebene und steinige Paddockflächen müssen egalisiert werden.

e) Einzel- bzw. Boxenhaltung (Einstreu)

Die beste Einstreu für Rehepferde, die in Boxen stehen, ist eine Unterschicht aus frischen, möglichst staubarmen Sägespänen, auf die gutes Stroh aufgebracht wird, so dass beim Stehen ein ständiger Gegendruck auf die konkave Sohle besteht. Wird nur Stroh auf hartem Boden eingestreut, kann dieser Gegendruckeffekt kaum erzeugt werden. Auch sollte die Box unbedingt größer sein, als die von der Reiterlichen Vereinigung (FN) empfohlenen Mindestmaße von 2.80 auf 3.00 Meter für ein Großpferd (!). Denn wenn sich das Pferd hinlegt, gelangt es durch seine Krankheit bedingte Unbeweglichkeit nicht selten an die Boxenwand, kann sich festlegen oder hat große Schwierigkeiten, wieder auf die Beine zu kommen. Hat man eine solche Box, kann man sich zum Beispiel mit einem anderen Pferdebesitzer, der eine größere Box für sein Pferd gemietet hat, einigen, und für die Zeit der akuten Hufrehe-Phase die Boxen tauschen. Noch besser wäre eine große Außenbox mit Doppeltür, aus der das Rehepferd, während es steht, herausschauen kann und abgelenkt ist.

Völlig ungeeignet sind so genannte Quarantäneboxen, die oftmals abgeschottet sind und in denen keinerlei Sozialkontakt mit Artgenossen möglich ist. Dem ohnehin schon psychisch angeschlagenen Rehepferd wird dann zusätzlich der überaus wichtige Kontakt zu anderen Pferden verweigert, es regt sich auf und steht ständig unter Stress, was für die Genesung nicht unbedingt zuträglich ist.

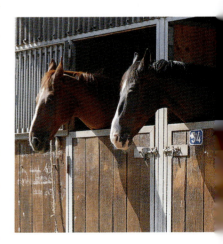

■ Die Möglichkeit zu ausreichendem Sozialkontakt muss gewährleistet sein.

f) Gruppenauslauf oder Offenstallhaltung

Sollen Pferde mit akuter Hufrehe, die in einem Gruppenauslauf beziehungsweise im Offenstall gehalten werden kurzfristig von ihren Artgenossen getrennt werden, muss unbedingt der Sozialkontakt erhalten bleiben. Hierbei müssen auch Rangordnung, Pferde-Freundschaften, Beschaffenheit der Gebäude, die Anordnung von Flächen (insbesondere Raufutter-, Liege- und Ruheplätze), sowie Ort und Lage der angrenzenden Weideflächen berücksichtigt werden.

Auf keinen Fall darf das rehekranke Pferd gedankenlos in einem abgetrennten Offenstall oder Innenstall verbracht werden, während seine Artgenossen um mehrere Ecken herum und ohne Sichtkontakt auf Koppeln stehen. Das würde wiederum eine zusätzliche psychische Belastung bedeuten, die schaden kann.

Weitere Stresssituationen können entstehen, wenn ein an akuter Hufrehe erkranktes Pferd in einer Offenstallgemeinschaft eine hohe Rangordnungsposition besitzt und ohne von seinen Artgenossen getrennt zu werden, in schwacher körperlicher Verfassung seine Rangordnung verteidigen muss. Wer schon einmal eine Offenstallherde beobachtet hat, wird feststellen, dass es ständig und zu jeder Zeit kleinere Rangeleien hinsichtlich der Rangordnung gibt. Ob es der beste Platz an den Raufutterstellen, Ruhezonen oder die Stelle ist, an der das Zusatzfutter verabreicht wird, wie zum Beispiel die Fressstände. Das ranghöchste Pferd wird immer als erstes dort sein und sich als gesundes Tier zu verteidigen wissen. Gehandicapt durch eine Hufrehe ist das nicht mehr ohne weiteres möglich, schon gar nicht, wenn andere Pferde in der Rangordnungsfolge spitz bekommen, dass sich dieses Pferd nicht mehr in der Form verteidigen kann, wie es alle gewohnt sind. In diesem Fall steht ein krankes Pferd ebenfalls unter ständigem Stress, weil es seine Position nicht verlieren will. Deshalb ist bei ranghohen Pferden eine sichere Trennung ohne Verlust des Sozialkontaktes von äußerster Wichtigkeit.

Zunächst betrachtet man einmal die Anordnung des Stallbereiches, der verschiedenen Aufenthaltsflächen sowie Ort und Lage der angrenzenden Koppeln und berät mit allen beteiligten Pferdebesitzern, wie eine zeitweise Trennung zwischen dem kranken und den gesunden Pferden am sinnvollsten durchzuführen ist. Hierbei sollte man einen Unterstand oder eine Außenbox wählen, die sicher abzutrennen ist, beispielsweise durch eine stabile doppelflügelige Boxentür. Auch denkbar ist ein Innenraum mit großem Fenster, aus dem das separierte Tier die andere Pferdegemeinschaft beobachten kann, ohne sich zurückgestellt zu fühlen. Auf jeden Fall ist ein Sichtkontakt zu gewährleisten, besser noch Schnupperkontakt. In der Weidesaison kann von den anderen Pferden beziehungsweise ihren Besitzern natürlich kaum verlangt werden, dass sie aus Rücksicht auf das Rehepferd die gesunden Pferde nicht auf die Weide verbringen. In einem solchen Fall kann für das an Hufrehe erkrankte Pferd eine separate, mit spärlichem Gras bewachsene Fläche bereitgestellt werden, die man mit einem mobilen Elektrozaun absteckt, in der es die anderen Pferde sehen und sich hinlegen kann. Auch hier darf die Grasfläche nicht hart und trocken sein. Ist sie es, kann eine Aufschüttung mit Sägespänen oder gewaschenem, steinfreien Sand aufgebracht werden. Sinnvollerweise sollte man eine solche abgetrennte Fläche in nächster Nähe zum Stall errichten, damit das Rehepferd keine weiten Wege zurücklegen muss. Im Sommer bei großer Hitze und Sonneneinstrahlung muss ein mobiler Unterstand aufgestellt werden, wenn nicht zufällig ein Schatten spendender Baum auf dem abgetrennten Weidestück steht. Hierbei bieten sich handelsübliche kleine Gartenpavillons an, die es für wenig Geld in vielen Bau- und Gartenmärkten zu kaufen gibt. Auch ein Behälter mit frischem Wasser sowie etwas Raufutter darf auf einem solchen abgetrennten Bereich nicht fehlen.

Werden die Pferde abends hereingeholt, sollte man das Rehepferd als erstes hineinführen, damit keine Hektik entsteht. Sind bei einer kleinen Offenstallgemeinschaft die Verhältnisse entspannt und übersichtlich, kann das re-

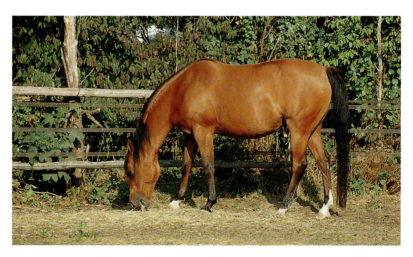

■ *Von der Pferdegemeinschaft separierte Rehepferde sollten immer etwas Stroh oder Heu zum Knabbern haben.*

hekranke Pferd eventuell bei seiner Herde belassen werden. Das ist jedoch von der Schwere der Hufrehe abhängig und eher bei einer leichten oder mittleren Kategorie durchführbar.

g) Bewegung des Rehepferdes in der akuten Phase – ja oder nein?

Ein strittiger Diskussionspunkt ist die Frage, ob sich ein an akuter Hufrehe erkranktes Pferd bewegen darf oder nicht. Die Gegner führen an, dass die tiefe Beugesehne bei jedem Schritt, den das Pferd macht, Zugkräfte am Hufbein ausübt, die die problematische Hufbeinsenkung beziehungsweise -rotation fördert. Befürworter gehen davon aus, dass ein kontinuierliches Bewegen des leicht an einer Hufrehe erkrankten Pferdes unter »Herdenzwang« durch seine Artgenossen aufgrund der Durchblutungsförderung positiv für die Genesung ist. In älteren Pferdebüchern wird beschrieben und auch von vielen Pferdebesitzern bestätigt, dass unter artgerechten Haltungsbedingungen die akute Hufrehe schnell abklingt, wenn die Pferde zwangsweise bewegt werden. Nach wenigen Schritten kommen diese Pferde in Gang.

Auch Folgeerkrankungen wie beispielsweise Koliken könnten so weniger entstehen. Der Nachteil ist, dass sich ein genesenes Rehepferd bei einer plötzlichen Galoppeinlage der Offenstallgemeinschaft dazu hinreißen lässt, mitzulaufen, was für den (noch) labilen Aufhängebereich der erkrankten Hufe in der Tat sehr nachteilig sein kann.

Am besten ist also, wenn man sich am momentanen Zustand des Pferdes orientiert. Hat es eine hochgradige Rehe mit extremen Schmerzen und liegt es entsprechend viel, sollte man es nicht zur Bewegung zwingen. Verbessert sich sein Zustand oder hat es nur eine leichte Rehe, ist eine dosierte Bewegung auf weichem Boden zumutbar. Sprünge und Galoppaden sollten allerdings nach Möglichkeit vermieden werden!

h) Was füttere ich dem Pferd im akuten Stadium einer Hufrehe?

Bei einer Hufrehe, die durch übermäßige Aufnahme von Frischgras, Klee oder Grassilagen mit hohen Konzentrationen Fruktan beziehungsweise Kohlenhydraten entstanden ist, muss auf der Stelle dafür gesorgt werden, dass das betroffene Pferd keine dieser Futterarten mehr aufnehmen kann. Das heißt, das Pferd darf auf keine Weide mehr verbracht werden, die in Verdacht steht, Hufrehe auszulösen. Auch nicht auf eine abgefressene Koppel, da man inzwischen weiß, dass in frisch gemähten oder kurz gehaltenen Gräsern ebenfalls viel Fruktan vorhanden sein kann.

Steht als Auslöser Grassilage im Verdacht, darf diese auf keinen Fall mehr verfüttert werden.

Bei übermäßiger Getreideaufnahme müssen Maßnahmen ergriffen werden,

Ted S. Stashak und H. R. Adams führen in ihrem Standardwerk »Lameness in Horses, Philadelphia«, 1974, folgendes dazu an (S. 483/484):

»Bewegen im Frühstadium einer Hufrehe«:
»Da es sich bei der Hufrehe um das Ergebnis einer Kombination der verminderten Durchblutung der Kapillaren mit einer Koagulopathie (= Störung der Blutgerinnung, der Autor) handelt, ist es logisch, die Behandlung auf die Prophylaxe (Vorbeugung zur Verhütung der Krankheit, der Autor) dieser Faktoren auszurichten. Da Bewegung bekanntermaßen den Blutfluss durch den Huf fördert, wird es für vorteilhaft gehalten, während der ersten 24 Stunden das Pferd wiederholt kurze Zeit zu bewegen (zehn Minuten pro Stunde). Die Bewegung erzielt vermutlich zu Beginn des akuten Stadiums der Hufrehe die beste Wirkung. Bei weiterem Fortschreiten der Erkrankung allerdings ist Bewegung kontraindiziert (Anhaltspunkte, die eine Maßnahme verbieten, der Autor), da sie die Wahrscheinlichkeit einer mechanisch bedingten Trennung des Hufbeins von der Hufwand erhöht. Ältere Empfehlungen, das Pferd zwangsweise drei bis vier Stunden lang zu bewegen, sollten nicht befolgt werden.«

Und weiter heißt es im Abschnitt **»Akutes Stadium«**:
Das Bewegen des Pferdes wird von den meisten Autoren empfohlen. Dies ist aber ein zweischneidiges Schwert. Bekanntlich wird durch die Bewegung das Blut aus dem Huf gepumpt, wodurch der Blutfluss gesteigert wird. Daher ist es logisch, schonende Bewegung für die ersten 24 Stunden nach Auftreten des akuten Stadiums der Hufrehe zu empfehlen. In einigen Fällen sind Pferde nach der zwangsweisen Bewegung gesund geworden. Die Bewegung hat aber auf der anderen Seite zwei negative Aspekte:

1) *Sie vermehrt die mechanischen Kräfte, die vermutlich zu der Hufbeinrotation beitragen.*
3) *Die Bewegung kann den von den Schmerzen abhängigen positiven Feedback-Kreislauf fördern, der Hypertonie und Vasokonstriktion bedingt und erhält.*

Aus diesen Gründen ist zu Beginn des akuten Stadiums der Hufrehe begrenzte Bewegung nur zu empfehlen, wenn sie nicht zu einer Verstärkung der Schmerzen führt.

um den Magen-Darm-Trakt zu entleeren. Hierbei kann Pflanzenöl verwendet werden. Dieses wirkt einerseits als Abführmittel, anderseits überzieht es schützen die Darmwände, wodurch möglicherweise die Absorption (=Aufnahme) von Toxinen verhindert wird. Pflanzenöl kann alle vier bis sechs Stunden (bis zu 400 Gramm pro Tag) verabreicht werden, bis das Getreide vollständig aus dem Darm ausgeschieden wird. Ingesamt darf bei allen akuten Rehe-Fällen kein Kraftfutter verabreicht werden. Auch sollte man zunächst sicherheitshalber alle Zusatzfuttermittel streichen, die man seinem Pferd üblicherweise beifüttert, damit der gestörte Stoffwechsel nicht unnötig belastet wird.

Die hauptsächliche Futtergrundlage bei einem Rehepferd im akuten Stadium bilden vor allem gutes Heu und Stroh sowie frisches Wasser, das in nicht allzu weiter Ferne vom betroffenen Pferd angeboten werden muss. Bei einem oft liegenden Pferd muss die Tränkung mit der Hand aus einem Eimer erfolgen! Auch sollte man unbedingt Grassilagen, Maissilagen oder andere Silagen meiden.

Gegen eine mögliche Verstopfung haben sich Abführmittel wie Glaubersalz oder Paraffinöl bewährt. Dadurch wird der Magen-Darmtrakt mit seiner be-

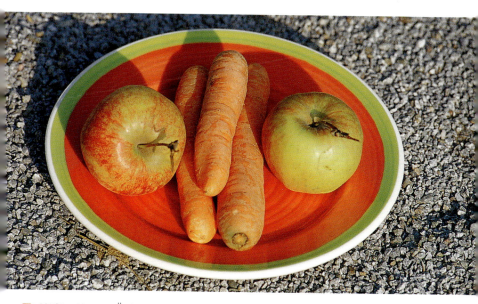

■ *Mäßige Mengen Äpfel und Möhren eignen sich in der akuten Rehephase gut als Kraftfutterersatz.*

schädigten Darmflora ausgeräumt und die neuerliche Aufnahme von Giftstoffen vermindert.

Eine Ausnahme bilden hochträchtige (9. bis 11. Monat) beziehungsweise laktierende (säugende) Rehestuten, die aufgrund des erhöhten Energiebedarfs entsprechend gefüttert werden müssen, damit sich der Fetus ausreichend entwickeln beziehungsweise die Stute genügend Milch produzieren kann. Hier empfiehlt sich die Fütterung mit fetthaltigen Fertigfuttermitteln, die den Energiebereich decken und keine bedenklichen Anteile von Kohlenhydraten (besonders Stärke) aufweisen. Lesen Sie hierzu auch den Abschnitt VI-1 zur Verhütung einer Futterrehe.

i) Eisenbeschlag entfernen/ Barhufbearbeitung

Nicht nur bei der kontinuierlichen Hufbearbeitung eines an chronischer Hufrehe erkrankten Pferdes, sondern bereits bei den Sofortmaßnahmen teilen sich die Meinungen in zwei entschieden gegensätzliche Lager – sowohl bei den Tierärzten, als auch bei den Hufschmieden. Während die eine Meinung das **Hochstellen der Trachten** mit Hilfe von Rehegipsen, orthopädischen Beschlägen oder klebbaren Hufschuhen favorisieren, um den Zug der tiefen Beugesehne am Hufbein und damit einer drohenden Hufbeinsenkung beziehungsweise -rotation entgegenzuwirken, argumentiert das andere Lager genau gegensätzlich: Betrachtet man die Standposition des unter akuter Rehe leidenden Pferdes, stellt man fest, dass es seine Vorderhufe nach vorne verlagert, um das Gewicht auf die Trachten zu verlegen. Das macht es, um dem Schmerz auszuweichen, der sich im vorderen Bereich der Hufe konzentriert. Die logische Konsequenz kann daher nur das **starke Zurücknehmen der Trachten und Eckstrebe** sein. Mehr zu dieser Kontroverse können Sie im Abschnitt »Abnehmen oder Erhöhen der Trachten?« nachlesen.

In beiden Fällen, also sowohl beim Anheben als auch beim Abnehmen der Trachten, wird unbestritten empfohlen, den Tragrand im Bereich der Zehen abzufeilen, also eine **frei schwebende Zehe** mit dem Ziel zu schaffen, dass der vordere, schmerzhafte Bereich des Hufes bei Bodenkontakt keinen Druck erfährt.

Zusätzlich wird der Zehenbereich (Huf auf Hufbock oder Balken stellen) um circa 10 bis 20 mm weggeraspelt, damit das Pferd beim Laufen über die Zehe besser abrollen kann, was ebenfalls druckmindernd wirkt.

Weiterhin gibt es noch die Sofortmaßnahme der punktuellen, furchenähnlichen oder flächigen »Drainagen« beziehungsweise Dehungsfugen an der Vorderseite der Hufe. Sie haben den Sinn, den Innendruck, der durch die entzündlichen Vorgänge der Huflederhaut entsteht, zu vermindern, indem durch das Wegnehmen beziehungswei-

1. Sofortmaßnahmen durch den Pferdebesitzer, Tierarzt und Hufschmied

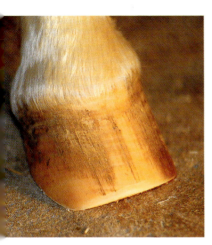

■ »Frei schwebende Zehe« eines Rehehufes.

se Einfräsen der Hornwand bis auf die weiße Linie Flüssigkeit austreten und sich der Huf ausdehnen kann.

Bei beiden Methoden – also Trachtenerhöhung oder Trachtenkürzung – muss allerdings – falls überhaupt vorhanden – der bestehende Beschlag entfernt werden, gleichgültig ob Eisen- oder Kunststoffbeschlag. Das ist aus zweierlei Gründen kein einfaches Unterfangen: Denn zum einen ist es außerordentlich schwierig, dem unter heftigen Schmerzen leidenden Pferd die Nägel zu ziehen und die Eisen abzunehmen. Hierbei bedarf es großer körperlicher Anstrengungen sowohl beim Hufschmied als auch bei demjenigen, der die Hufe aufzunehmen hat. Gleichzeitig muss sowohl mit großer Geduld als auch zügig vorgegangen werden. Geduld deshalb, weil sich das Pferd gegen die zusätzlichen Schmerzen wehrt, die unweigerlich entstehen, wenn man die Nägel aus dem schmerzempfindlichen Bereich des Hufhorns herauszieht. Auf der anderen Seite darf die schmerzhafte Prozedur aber nicht zu lange dauern, denn dann kann es passieren, dass das Pferd seine Hufe ab einem bestimmten Zeitpunkt gar nicht mehr hergibt, sich vor Schmerzen auf den Boden wirft oder sonstige Abwehrreaktionen veranstaltet. Bewährt hat sich bei der Hufbearbeitung rehekranker Pferde das Verlegen von stoßdämpfenden Matten wie zum Beispiel alte Teppiche oder dicke Kunststoffmatten auf harten Stallgassenböden und das vorherige Verabreichen von Schmerzstillern.

Der zweite Grund, warum das Entfernen eines Hufbeschlags in dieser Situation ein zusätzliches Problem schaffen kann, ist der Umstand, dass manche beschlagene Pferde schon im Normalzustand Schmerzen bekommen, wenn ihnen die Eisen abgenommen werden. Zum einen schneiden viele Hufschmiede beim Beschlagen immer noch viel zu viel Substanz vom Sohlenhorn und Strahl ab, zum anderen hat eine Vielzahl von Pferden aufgrund des jahrelangen Beschlages zu wenig Sohle und Strahl, vor allem, wenn sie ausschließlich in einer Box stehen und ständig Kontakt mit Huffäule erzeugendem Einstreu haben. Werden nun einem solchen, an den Hufen hochgra-

III. Hufrehe behandeln

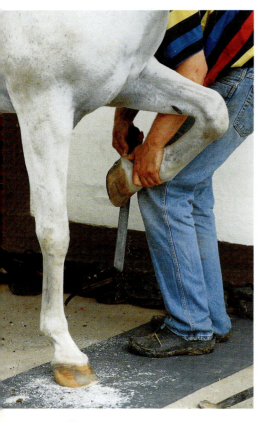

■ *Durch das Auslegen druckdämpfender Schaumstoffmatten kann bei der Hufbearbeitung der einseitige Druck auf einen Rehehuf gemindert werden.*

en Erkenntnissen im Hufrehegeschehen angepasste orthopädische Beschläge, zum anderen durch moderne Schutzvorrichtungen wie anschnallbare oder klebbare Hufschuhe sowie diverse Hornersatzmittel auf Komponentenbasis, die Druck dämpfende Eigenschaften haben und im Kapitel III-5 »Hufbearbeitung/Hufbehandlung« eingehender besprochen werden.

j) Gipsverband (Rehegips) – eine umstrittene Behandlung

Eine alte, immer noch sehr häufig praktizierte, inzwischen aber außerordentlich umstrittene Sofortmaßnahme bei akuter Hufrehe ist das Anlegen von so genannten Rehegipsen. Die Autoren dieses Buches sind der Meinung, dass das Eingipsen von Rehehufen keinen Vorteil bringt, der nicht auch von anderen alternativen Maßnahmen am Huf erreicht werden könnte. Zudem sind mehrere Nachteile zu verzeichnen.

Allgemein werden Gipsverbände zur Behandlung von Knochenbrüchen oder bei stützenden Verbänden bei Mensch und Tier verwendet. Sie bestehen aus Mullbinden, gebranntem Gips, Wasser und Zusatzstoffen (zum Beispiel Alaun), sind in der Aufbringungsphase plastisch verformbar beziehungsweise modellierbar und erhärten nach wenigen Minuten. Ein spezieller Rehegips soll einen Stützverband darstellen, der die vertikalen Druckkräfte des Pferdegewichtes auf

dig druckempfindlichen Pferd die Eisen abgenommen, bewirkt das eine zusätzliche Belastung der Huflederhäute.
Da es aber zum Abnehmen des Beschlags keine Alternative gibt, muss er runter. Es gibt jedoch mehrere Möglichkeiten zum Schutz der Sohle. Einmal durch fachgerechte und den neu-

den Huf beziehungsweise den Gegendruck durch den Boden auf die noch intakten Bereiche des Hufes aufnehmen und umleiten beziehungsweise verteilen soll. Dabei wird der Rehegips traditionell so modelliert, dass er die Trachten hochstellt und die Zehe entlastet. Entsprechend dem Grad der Hufrehe gibt es drei Möglichkeiten des Gipsverbandes.

Der einfache (untere) Rehegips wird ausschließlich um die harte Hufhornkapsel angelegt. Die Druckkräfte sollen sich auf die Tragränder an den Seiten des Hufes und auf die Trachten verteilen. Die Zehe wird entlastet und die Trachten hochgestellt.

Beim mittleren und hohen Rehegips sollen die Gelenke (mittlerer Gips: Fesselgelenk; hoher Gips: Vorderfußwurzelgelenk) bei der Aufnahme der Gewichtskräfte beziehungsweise Gegenkräfte beteiligt werden.

Während der untere Rehegips in der Regel ohne Probleme vom Tierarzt im Stall aufgebracht werden kann, stellen die beiden höheren Gipsverbände an den Tierarzt und die Helfer große Anforderungen. Die Schwierigkeiten bestehen vor allem darin, die (Vorder-) Hufe für das Anlegen der Verbände aufzunehmen beziehungsweise die gesamte Last auf den anderen, stehenden (Vorder-)Huf abzutragen. Hier sind kräftige und vor allem geduldige Helfer gefragt, die nicht nur den Huf aufnehmen, sondern auch gleichzeitig das Pferd stützen können. Problematisch ist hierbei die Phase des Aushärtens des Gipses. Je nach Temperatur des beigemischten Wassers kann das Aushärten bis zu einer bestimmten Gren-

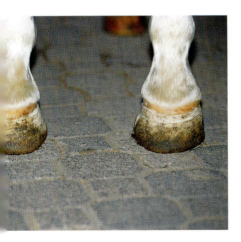 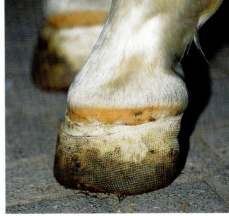

■ *Aufgebrachter unterer Rehegips von vorne (linkes Foto) und von der Seite (rechts): die veränderte Hufstellung ist durch die angehobenen Trachten deutlich zu erkennen.*

ze beschleunigt werden, mindestens aber acht bis 12 Minuten dauern. Inzwischen wird fast ausschließlich der so genannte »Scotch-cast« mit einer Aushärtung bis zu drei Minuten verwendet. In jedem Fall dürfen sich aber Huf und Gipsverband beim Aushärten wenig bewegen. Hat man den ersten und schwierigeren Gipsverband angelegt, ist der zweite Verband meist einfacher aufzubringen, da sich das Pferd jetzt auf den eingegipsten und entlasteten Huf besser abstützen kann.

Die Kritiker von Rehegipsen führen mehrere Argumente an, die ihn in Frage stellen:

- Bereits das Aufbringen des Gipsverbandes stellt hohe Anforderungen an alle Beteiligten. Der Verband kann durch die oben erwähnten Schwierigkeiten nicht in der Form aufgebracht werden, wie er sollte, was oft dazu führt, dass er sich in der Folgezeit rasch auflöst.
- Während Stützverbände aus Gips beim Menschen oder kleineren Tieren nur geringe Kräfte aufnehmen müssen, beträgt die Vertikalkraft eines ausgewachsenen Großpferdes auf einen (Vorder-)Huf im Stand bis zu zweihundert Kilogramm, im Schritt auch darüber – also das 10- bis 20-fache wie beim Menschen. Das überfordert die Struktur eines Rehegipses, besonders des mittleren und hohen und wird nach kurzer Zeit die stützende Funktion nicht mehr in der gewünschten Form besitzen.
- Weitere Auflösungserscheinungen eines Rehegips-Verbandes entstehen durch fortwährenden Kontakt mit feuchtem Pferdedung in der Box oder feuchten beziehungsweise matschigen Böden im Paddock.
- Rehegips-Verbände können außerdem zu Scheuer- und Druckstellen an den Weichteilen des Pferdebeines mit nachfolgenden Infektionen führen.
- Durch den luftdichten Gipsverband können Fäulungsprozesse im Sohlenbereich und Hufstrahl entstehen.
- Das Anheben der Trachten zur Entlastung der tiefen Beugesehne ist – wie auch bei allen anderen Maßnahmen am Huf, bei denen die Trachten angehoben werden – kontraproduktiv, da sich die Vertikallasten durch die Winkelveränderung vermehrt in den vorderen, schmerzhaften und entzündeten Hufbereich verlagern beziehungsweise größer werden.
- Wenn das Pferd herumläuft, kann es umknicken und sich eine zusätzliche Sehnenzerrung zufügen.
- Das Hauptargument jedoch ist, dass das so außerordentlich wichtige Kühlen der Hufe mit kaltem Wasser in einem Gipsverband nicht mehr durchführbar ist. Der Huf samt Gipsverband »brodelt« heiß vor sich hin, verschlimmert die krankhaften Veränderungen sowie die Schmerzen im Huf.

k) Transport in die Pferdeklinik – Verladen – Trennung von der Herde

Fühlen sich Pferdebesitzer, Tierarzt oder Hufschmied nicht in der Lage, ein an akuter Hufrehe erkranktes Pferd in seiner gewohnten Umgebung zu behandeln oder lassen es die bestehenden Bedingungen und Örtlichkeiten nicht zu, kann ein Transport in eine für diese Fälle ausgerüstete Pferdeklinik oder in einen anderen Stall mit besseren Behandlungsmöglichkeiten ins Auge gefasst werden. Bei Pferden, die Transporte gewohnt sind und mit der Trennung von ihrem angestammten Stall- und Artgenossen vertraut sind, ist eine solche Verbringung in die Klinik ohne größere Probleme zu bewerkstelligen. Schwierig ist immer der Verladevorgang bei dem unter Schmerz stehenden Pferd, besonders die Phase des Verladens auf der Rampe. Hier kann keine einheitliche Vorgehensweise empfohlen werden. Jeder Fall ist individuell verschieden und nur der Pferdebesitzer kann einschätzen, wie er sein Pferd unter diesen Umständen verladen kann. Wichtig ist, dass man Ruhe bewahrt und das Pferd fachgerecht und mit wenig Druck in den Pferdehänger befördert.

Ganz falsch wäre Zwang, Geschrei oder sonstige hektische Aktionen. Für den Verladevorgang und Transport könnten ausnahmsweise und in Absprache mit dem Tierarzt etwas mehr Schmerzmittel und Beruhigungsmittel verabreicht werden. Auch die Anwendung von Bachblüten lohnt oft.

Die Verladeklappen, sowohl beim Pferdeanhänger wie auch beim Transporter, müssen mit dämpfenden Materialien gepolstert werden. Am besten eignen sich Gummimatten, wie sie auf Paddockflächen oder Reitplätzen verlegt werden, da sie rutschfest und großflächig sind. Zur Not kann aber auch viel Stroh oder Sägespäne auf der Klappe verstreut werden.

Schwieriger wird das Verladen und der Transport eines Rehepferdes in die tierärztliche Klinik, wenn dieses Pferd in einer engen Offenstallgemeinschaft lebt. Die damit verbundene Trennung von befreundeten Artgenossen bewirkt oft zusätzliche Strapazen und Trauer. Bisweilen geben sich die Pferde

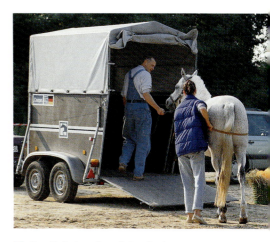

■ *Das Verladen eines Rehepferdes verlangt Ruhe und sanften Druck.*

in fremder Umgebung sogar auf. Pferde, die sich schon im gesunden Zustand nur schwer verladen lassen, sind im Krankheitsfall häufig überhaupt nicht mehr zu verladen. Deshalb sollte das Verladen bei solchen Pferden hin und wieder geübt werden, damit im Fall einer Rehe das Verladen besser vonstatten geht.

Besonders problematisch ist das Verladen eines an Geburtsrehe erkrankten Pferdes mit seinem Fohlen. Hier muss man zunächst das Fohlen in den Pferdehänger bringen und dann versuchen, die Mutterstute nachfolgen zu lassen.

Wenn man sich entschieden hat, sein Rehepferd in die Pferdeklinik zu bringen, muss bedacht werden, dass eine Hufrehe der Kategorie III und IV eine Genesungszeit bis zu einem Jahr und mehr in Anspruch nehmen kann. Ein solch langer Klinikaufenthalt ist vor allem schon aus Kostengründen nicht ansetzbar.

2. Schmerzgeschehen und Schmerztherapien

Im Mittelpunkt einer Hufrehe steht der Schmerz und seine Therapie. Deshalb ist es wichtig, das ablaufende Schmerzgeschehen und entsprechende Gegenmaßnahmen detailliert darzustellen.

a) Das Schmerzgeschehen
Der Schmerz, den ein Pferd bei einer Hufrehe in unterschiedlicher Weise empfindet, ist vom Menschen nicht präzise vorstellbar. Schmerz stellt in erster Linie einen Schutzmechanismus dar und dient dazu, die Ursachen nicht noch zu verschlimmern. Auch der mitfühlendste Pferdebesitzer kann den Schmerz seines Pferdes nicht direkt nachvollziehen. Er ist abhängig von den Beobachtungen, die er im Rahmen des Schmerzgeschehens aus dem Verhalten des Pferdes »abliest«. Gleichmäßige Lahmheit beziehungsweise klammer Gang, abwechselndes Belasten der Vorderhufe, rehetypische Körperhaltung und Reaktionen beim Ansetzen der Hufuntersuchungszange sind eindeutige Zeichen, die auf Schmerzen hindeuten. Aber auch das typische Schmerzgesicht eines Pferdes, Kopfschütteln und Zähneknirschen, im schlimmsten Fall Stöhnen, sind Schmerzindikatoren.

Was sind Schmerzen?
Allgemein formuliert ist Schmerz eine durch mechanische, thermische, chemische oder elektrische Reize hoher Intensität ausgelöste Empfindung. Schädigung des betroffenen Gewebes und/oder Gewebsstoffwechsels führen zum Freisetzen von Schmerzstoffen. Solche sind zum Beispiel Histamin, Bradykinin oder Prostaglandine die so genannte Schmerzrezeptoren (freie Nervenendigungen) erregen, deren Impulse zum Zentralnervensystem geleitet werden. Schmerzen sind in ers-

ter Linie als Warnsignal aufzufassen, die vom Organismus mit Abwehrreaktionen beantwortet werden.

Fest steht, dass die vom Pferd verspürten Schmerzen verschiedene Ursachen und Konsequenzen haben und in zwei Hauptgruppen eingeteilt werden können:
Schmerzen, die **direkt** durch die krankhaften Veränderungen in den Hufen hervorgerufen werden und unmittelbar mit der Hufrehe in Verbindung zu bringen sind.

Dabei spielen vier Erscheinungen eine Rolle:

- **Schmerzen durch entzündliche Vorgänge (Inflammation)**
Der durch die Entzündung ausgelöste Schmerz entsteht durch eine Kombination verschiedener Mediatoren (Vermittler) mit krankmachender Bedeutung. Solche Mediatoren sind – wie bereits oben erwähnt – Substanzen wie zum Beispiel Histamine, Serotonine, Bradykinine und Prostaglandine, die bei Verletzungen der Gewebe in einer bestimmten Form abgesondert werden. Dieser Vorgang reizt die Nerven, die im Huf ihren Anfang haben und im zentralen Nervensystem enden. Schließlich werden diese »nervösen Impulse« vom Huf bis in das Gehirn des Pferdes übertragen und dann verspürt das Pferd den Schmerz. In diesem Zusammenhang spielen physiologische Regulationsstoffe, die so genannte Prostaglandine, die entscheidende Rolle indem sie im Schmerzgeschehen die alles auslösende Überempfindlichkeit bewirken. Besonders an dieser Stelle wird im Rahmen der therapeutischen Maßnahmen das entzündungshemmende Medikament Phenylbutazon eingesetzt. Hierzu später mehr.

- **Schmerzen infolge Druckzunahme im Bereich des Kronrands und im Sohlenbereich (Pression)**
Eine weitere Schmerzform entsteht durch den anwachsenden Druck zwischen Hufwand, Sohle und Hufbein. Gerade dieser Bereich ist mit außerordentlich empfindsamen Rezeptoren (reizaufnehmende Zellen bestimmter Gewebeorgane) ausgestattet, die bei gesteigerter Stimulation, also durch die Druckzunahme, den Schmerz auslösen. Bereits kleinste Schwellungen mit zunehmendem Volumen der Weichteile erzeugen im Bereich zwischen fester Hufwand, Sohle und dem Hufbein einen verhältnismäßig hohen Druck. In diesem Zusammenhang muss zwischen zwei Druck erzeugenden Phänomenen unterschieden werden: Bei der akuten Hufrehe entsteht zunächst ein Ödem, also die Ansammlung eiweiß- und zellarmer Flüssigkeit. Dieser Entzün-

dungsreaktion kann bei rechtzeitigem Erkennen mittels entzündungshemmender Medikamente entgegengewirkt werden. Geht die akute Hufrehe in eine chronische Hufrehe mit Hufbeinsenkung beziehungsweise -rotation über, entsteht eine Art Blutung (Hämorrhagie), die ebenfalls eine Volumen- und Druckzunahme mit entsprechendem Schmerzempfinden zur Folge hat und die therapeutisch schwer zu behandeln ist.

In der Folge der Hufbeinsenkung (Kombination aus Drehung im Hufgelenk mit Absenkung der Hufbeinspitze) bewirkt die Quetschung zwischen gesenktem Hufbein und Hufsohle ein weiteres Schmerzempfinden (Blockade der palmaren digitalen Nervenbündel). Zu Beginn, bei noch intakter Spitze des Hufbeins, ist dieser Schmerz sehr ausgeprägt, später, bei chronischer Rehe und abgerundeter Spitze, weniger. Die Schmerzbehandlung in diesem Fall besteht darin, die Hufsohle zu unterstützen, also einen Gegendruck aufzubauen. Das geschieht, indem man die Tragränder und Eckstreben der Hufe kürzt (frei schwebende Zehen, rundgefeilte Tragränder) und das Gewicht hauptsächlich von der Sohle getragen werden muss (exzessive Pression). Hierzu erfahren Sie im Abschnitt »Hufbehandlung und Hufbearbeitung« mehr.

- (Folge-)Schmerzen durch traumatisches Auseinanderreißen der lamellaartigen Verbindungen im Bereich der Hufwand und des Aufhängeapparates bei chronischer Hufrehe

Ferner ist eine Schmerzform zu beobachten, die ebenfalls *direkt* durch die krankhaften Veränderungen in den Hufen hervorgerufen wird. Durch außerordentliche aber auch durch normale Belastung eines unter chronischer Hufrehe leidenden Pferdes können die lamellaartigen Verbindungen, die sich meist wieder einigermaßen hergestellt haben, durch Druck- und Zugkräfte erneut auseinanderreißen. Die lamelläre Verbindung eines gesunden Pferdes kann einer Belastung von 80 Kilogramm pro Quadratzentimeter standhalten. Die eines Rehepferdes aber nur acht Kilogramm pro Quadratzentimeter, also circa zehn Prozent[3]. Das Reißen der beschädigten Lamella verursacht dann die Schmerzen, weil auch die Nervenfasern reißen. Begleitet werden kann dieser Vorgang ebenfalls wieder mit einer Entzündung, Ödembildung oder Blutung.

- **Schmerzen durch örtliche Blutleere (Ischämie)**

Bei chronischer Hufrehe kann durch fehlende Blutversorgung die Gefäßneubildung (Vaskularisation), besonders im Bereich unterhalb

2. Schmerzgeschehen und Schmerztherapien

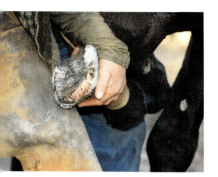 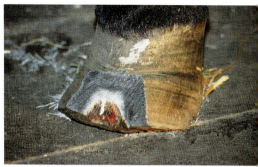

■ *Zerrissene und blutdurchtränkte Lamella eines Rehehufes von unten (Sohle, links) und von vorne (rechts).*

des abgesenkten Hufbeins, behindert werden, was wiederum zu Schmerzerscheinungen führen kann.

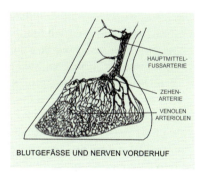

■ *»Blutgefäße und Nerven Vorderhuf«*

● **Schmerzen durch Folgewirkungen der Hufrehe**
Im Rahmen des Rehegeschehens können auch Schmerzen durch Folgeerkrankungen auftreten, die also nicht direkt mit der Hufrehe in Verbindung stehen. Solche sind zum Beispiel Gelenkerkrankungen, Schleimbeutelentzündungen (Bursitis), Veränderungen am Strahlbein, Entzündungen von Sehnen und Bändern, Veränderung der Spannung von Sehnen und Gelenkbändern durch schnelleres Hornwachstum an den Trachten oder durch therapeutische Beschläge, sowie Hufbeinlageveränderungen. Aber auch Unterforderung des Kreislaufs mit zusätzlich verminderter Blutversorgung, erhöhte Sensibilität der Nerven im Rückgrat durch den chronischen Schmerz in den Hufen, veränderter Stoffwechsel, Neigung zu Nebennierenrindeninsuffizienz, schwache sowie unkorrekte Schmerzbehandlungen können zu Folgeerkrankungen führen.

---
[3] Quelle: Dr. D. Hood DVM.Ph.D.,
Hoof Diagnostic and Rehabilitation Clinic, Texas 77842, PO Box 10381

b) Schmerztherapien bei Hufrehe und Hufrehe bedingten Folgeerkrankungen

Aus der Sicht des Pferdebesitzers ist eine Schmerzbehandlung beim Rehe geschädigten Pferd eine Notwendigkeit. Es müssen jedoch differenzierte Überlegungen hinsichtlich der Art und Weise der Schmerzbehandlung vorgenommen werden.

Zum einen gibt es die Erkenntnis, dass der Schmerz einen Schutz darstellt und die Schmerzbehandlung deshalb zu **begrenzen** ist, um weitere Schäden an den Hufen zu verhindern (Begrenzung auch deshalb, damit keine unerwünschten Nebeneffekte durch aufgehobenes beziehungsweise reduziertes Schmerzempfinden des gesamten Organismus entstehen können).

Zum anderen können nicht behandelte Schmerzen beträchtliche Konsequenzen haben, die für die Genesung hinderlich sind. Deshalb sollten Schmerzen ausreichend, nicht aber übermäßig behandelt werden. Außerdem muss die Behandlung auf den Ursprung der krankmachenden Veränderungen durch Hufrehe ausgerichtet sein, weniger auf die schmerzhaften Folgesymptome. Dabei müssen vor allem Maßnahmen am Huf die Schmerzbehandlung unterstützen und begleiten, wie ein spezieller Rehebeschlag oder eine Rehe orientierte Barhufbearbeitung. Da diese mechanischen Unterstützungsmaßnahmen am Huf jedoch nicht alle Ursprünge der Schmerzen beseitigen beziehungsweise lindern können, werden zusätzlich medizinische Behandlungen benötigt. Eine pharmakologische Schmerzbehandlung bei Hufrehe ist aufgrund der eingeschränkten Anzahl wirksamer Medikamente jedoch nicht einfach. Außerdem können unerwünschte Nebenwirkungen hinzukommen. Die meisten angewendeten Medikamente sind nicht steroidale Entzündungshemmer. Sie verzögern die Entzündung und mildern Schmerzen (durch Prostaglandine-Reduktion in den Geweben). Jedoch müssen sie vorsichtig und nicht übertrieben angewendet werden.

Wichtig ist, dass man im Verlauf der Genesung bei abnehmenden Schmerzen auch die Schmerzmittel reduziert (»Ausschleichen« der Schmerzmittel). Das ist besonders wichtig bei Rehepferden, die in einer Pferdegemeinschaft mit Offenstallhaltung leben. Denn zu viel Schmerzmittel können das betroffene Pferd dazu verleiten, übermütig zu werden und sich übermäßig zu bewegen, was dem noch labilen Aufhängeapparat der Hufe sehr schaden kann.

Durch Hufrehe können auch Folgeerkrankungen entstehen, die unter anderem, die Hautoberfläche (offene Stellen, Liegeschwielen), das Fell, die Lunge, das Gesamtbefinden oder zusätzlich die Hufe des betroffenen Pferdes beeinträchtigen. Auch Koliken, Störungen der Rosse bei Stuten, ausgerenkte

Wirbel durch häufiges Liegen, Erkrankungen der Gelenke oder Entzündung der Schleimbeutel und Sehnen/Bänder sind in der Nachfolgezeit beobachtet worden.

Die Behandlung solcher möglichen Folgeerkrankungen muss sich unter dem Aspekt der Verhältnismäßigkeit in Bezug auf die Hufrehe orientieren. Es macht zum Beispiel keinen Sinn, ausbleibende Rossen einer unter chronischer Hufrehe leidenden Stute hormonell zu behandeln mit dem Ziel, ein Fohlen aus dieser Stute zu ziehen. Zunächst sollte erst einmal die Hufrehe gänzlich auskuriert werden, bevor an eine Bedeckung – wenn überhaupt – gedacht werden kann.

Anders sieht das beispielsweise bei ernsteren Folgeerkrankungen wie Koliken oder Entzündungen der Gelenke, Sehnen oder Bändern aus. Diese müssen – parallel zur Therapie der Hufrehe – zusätzlich behandelt werden, damit das Tier keine bleibenden Schäden davonträgt.

3. Medikamentöse Behandlung bei akuter und chronischer Hufrehe

a) Entzündungshemmende Präparate mit gleichzeitiger Schmerzlinderung (nicht-steroidale Entzündungshemmer)

Der Einsatz dieser Präparate erfolgt aus mehreren Gründen. Die Eindämmung der entzündlichen Schwellungen ist der Hauptansatz. Wie bereits erwähnt, entsteht bei der Huflederhautentzündung – wie immer bei Entzündungen – ein so genanntes Ödem. Dieses Ödem ist eine Ansammlung von Flüssigkeit im Gewebe und erhöht den

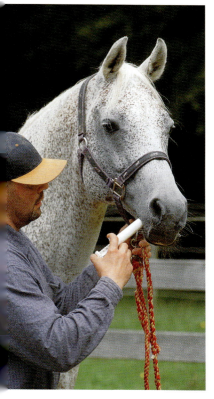

■ *Schmerzmittel können mit einer leeren und gesäuberten Wurmkursspritze unter Beimischung von Apfelmus problemlos verabreicht werden.*

Innendruck im Huf. Genau das ist vorrangig einzudämmen, um noch größere Schäden zu verhindern. Zudem ist die Linderung des Schmerzes des Patienten enorm wichtig. Der Schmerz ist zwar auch als Schutzreaktion des Körpers zu betrachten, damit keine weitere Belastung der erkrankten Gliedmaßen erfolgt, jedoch sollte ein Leiden des Tieres nicht über die Gebühr erfolgen. Weiterhin erfolgt durch das Schmerzgeschehen eine weitere Ausschüttung von Stresshormonen, die wiederum zu einer Verschlimmerung der Rehesituation beitragen können. Außerdem ist zu beachten, dass starke Schmerzen beim Pferd auch Folgeerkrankungen auslösen können. Das Pferd hat ein sehr empfindliches vegetatives Nervensystem und es kann zum Beispiel zu Schmerzkoliken kommen. Auch können Kreuzverschläge durch die Verkrampfungen entstehen.

Die Auswahl des jeweiligen Präparates und vor allem der Menge muss der jeweiligen Situation angepasst werden.

Im Verlauf der Besserung des Rehegeschehens wird man schnellst möglich versuchen, die Dosis zu reduzieren, vor allem auch, um eine zu große Belastung der Hufe zu vermeiden.

Die meist angewendeten Präparate sind:

Phenylbutazon
Anwendbar über intravenöse Injektionen oder über die Eingabe mit dem Futter. Anfänglich bietet sich die Injektionstechnik an, da dem Pferd kein Futter verabreicht werden sollte und die Wirkung deutlich schneller eintritt. Es wird von einem abrupten Absetzen abgeraten, lieber sollte ein Ausschleichen der Dosierung erfolgen um einen erneuten Reheschub zu vermeiden. Allerdings können auch Nebenwirkungen auftreten, wie zum Beispiel das Angreifen von Schleimhäuten. Zu beachten sind selbstverständlich die seit Anfang 2001 gültigen Verordnungen über Arzneimittel.

Zu beachten ist außerdem, dass der Einsatz von Phenylbutazon bei Pferden, die zur Schlachtung bestimmt sind, im Equidenpass eintragungspflichtig ist. Eine Schlachtung kann dann frühestens nach sechs Monaten durchgeführt werden. Dennoch halten die Autoren, dieses Medikament für absolut probat und vergleichsweise kostengünstig.

Flunixin-Meglumin
Hier gelten die bereits oben erwähnten Prinzipen, jedoch ist ein Ausschleichen nicht so fein dosiert möglich.

Vedaprofen und Meclofenaminsäure
Siehe oben.

Sicherlich gibt es noch eine Reihe anderer nicht-steroidaler Entzündungshemmer, die aber aus Platzgründen an dieser Stelle nicht weiter aufgeführt werden können.

3. Medikamentöse Behandlung bei akuter und chronischer Hufrehe

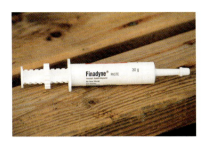

■ *Entzündungshemmende Medikamente müssen in den meisten Fällen eingesetzt werden.*

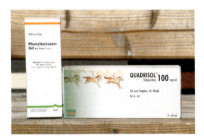

■ *Ihre Anwendung ist jedoch zeitlich begrenzt.*

b) Durchblutungsfördernde Substanzen

Um einen Abtransport von Abfallprodukten und die gute Zufuhr von Sauerstoff zu gewährleisten, versucht man eine verbesserte Durchblutung zu schaffen. Dies geschieht meist über eine Gefäßweitstellung.

Hierzu kann man benutzen:

Acepromazin
Das eigentliche Einsatzgebiet ist die Ruhigstellung von Tieren, bei der Rehe nutzt man jedoch die gefäßweitstellende Wirkung dieser Substanz. Dabei wird mit sehr niedrigen Dosierungen gearbeitet, niedriger als man sie zur tatsächlichen Ruhigstellung brauchen würde.

Ginkgo biloba
ist eine pflanzliche Substanz und wird in der Humanmedizin zur Behebung von Durchblutungsstörungen im Kopfbereich eingesetzt (beispielsweise bei Tinnitus). Vorzugsweise wird die Verabreichung über Tropfen vorgenommen.

Isoxuprin
Leider steht uns in Deutschland dieses äußerst wirksame Präparat zur Durchblutungsförderung nicht, oder nur noch in Ausnahmefällen zur Verfügung. Verabreicht wurde es über das Futter. Aufgrund des veränderten Arzneimittelgesetzes (AMG und AVO) ist dieser Stoff für die Pferdemedizin nicht mehr zugelassen.

Heparin
Heparin trägt zur besseren Fließfähigkeit des Blutes bei und verhindert neue Thrombusbildungen, beziehungsweise löst bestehende Thromben auf. Die Verabreichung erfolgt entweder über einen langsam laufenden Tropf, ein so genannter Dauertropf, der im Allgemeinen in der Pferdemedizin nicht anwendbar ist, oder über die Injektion unter die Haut. Zu beachten

ist, dass man Heparin zwar als Prophylaxemaßnahme anwenden könnte, aber keinesfalls bei Geburtsrehen, da sonst die Gefahr von Blutungen unter der Geburt, beziehungsweise das Verbluten gegeben wäre.

c) Infusionen
Der Zustand des Patienten und die Menge des entnommen Blutes beim Aderlass lässt entscheiden, ob man dem Pferd im Anschluss eine Infusion zukommen lässt. Wenn das der Fall ist, benutzt man entweder Elektrolytlösungen oder eine physiologische Kochsalzlösung.

d) Acetylsalicylsäure (ASS)
Wirkt sowohl mild schmerzlindernd und entzündungshemmend als auch durchblutungsfördernd. Die durchblutungsfördernde Wirkung beruht auf einer Hemmung der Verklebung von Blutplättchen. Die Entzündungshemmung erfolgt über die Hemmung der Prostaglandinsynthese. Diese Eigenschaften sind, jede für sich gesehen, nicht besonders ausgeprägt, jedoch in ihrer Kombination sehr hilfreich. Bei der Anwendung sind wie immer die AVO-rechtlichen Bestimmungen zu beachten.

Verabreichen kann man es sehr gut per os (über den Mund, beziehungsweise die Fütterung). Die Dosierung beträgt zwischen 1000 bis 2000 mg zwei- bis dreimal täglich. Nebenwirkungen können – wie bereits oben bei dem Phenylbutazon erwähnt – auftreten, es wird beim Pferd jedoch meist sehr gut auch über einen langen Zeitraum vertragen.

e) Entgiftende Substanzen
Lebertherapeutika
Verabreichung über Injektionen oder über das Futter.

Nierenanregende Substanzen
Ebenfalls einsetzbar über Injektionen oder das Futter.

Injektionspräparate speziell zur Entgiftung wie zum Beispiel Antitox®.

f) Diuretika
Zu Beginn einer Rehe kann man über den Einsatz von Diuretika nachdenken. Sie dienen der Ausschwemmung von Flüssigkeit aus dem Körper und reduzieren das Ödem im Huf. Einsetzbar über Injektion oder Pulver.

g) Steroidale Entzündungshemmer
Das sind Cortisone. Im Prinzip wären Cortisone schon geeignet zur Rehetherapie, da sie ein Abdichten der Gefäßwände und damit einen geringeren Durchtritt von Flüssigkeit in das Gewebe bewirken würden. Ihre außerordentliche entzündungshemmende Wirkung ist nicht zu vernachlässigen. Aber die Nebenwirkungen sind im Rehegeschehen durchaus schädlich, so dass von einem Einsatz nur abgeraten werden kann. Allenfalls eine Anwen-

3. Medikamentöse Behandlung bei akuter und chronischer Hufrehe

dung von ultrakurzwirksamen Präparaten für ein oder zwei Tage ist in schwacher Dosierung überlegenswert.

h) Zusatzfuttermittel zur Stabilisierung der Huflederhaut

Bei hoher Belastung durch Toxine und freie Radikale (entstehen bei Entzündungen) als Neutralisationspräparat **Bentonite**. Zur besseren Versorgung der Huflederhaut Zink, zur Heilungsförderung und gutem Stoffwechsel Schwefel. Diese drei Inhaltsstoffe gibt es als Kombinationsprodukte zum Zufüttern. Hier hat sich besonders das Präparat »Horsa Laminitic Syndrome®« aus den USA (Vertrieb in Deutschland durch tk pharma-trade, Hasbergen) als Ergänzungsfuttermittel im Rehegeschehen bewährt.

Auch handelsübliche Produkte zur Hufhornverbesserung mit Zink, Biotin, Kieselerde und eventuell Methionin sind nützlich.

i) Homöopathische Mittel

Homöopathika in Form von Lotionen, Tropfen oder so genannte Globuli können sowohl bei einer akuten als auch chronischen Hufrehe ergänzend oder alleinig angewendet werden.

In der Regel werden mehrere Präparate miteinander kombiniert und auf jeden einzelnen Patienten und entsprechend seinem Krankheitsverlauf individuell abgestimmt.

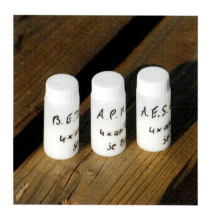

■ Homöopathische Arzneimittel sind sorgfältig miteinander abzustimmen.

Die Auswahl, die Dosierung und die eventuelle Kombination von homöopathischen Arzneien sollte deshalb unbedingt ein in Naturkunde bewanderter Tierarzt oder ein geprüfter Pferdehomöopath beziehungsweise Tierheilpraktiker durchführen. Von einem eigenmächtigen »Herumdoktern« nach dem Motto »so ein paar Tröpfchen können ja nicht schaden« muss eindringlich abgeraten werden! Denn auch Naturheilmittel können bei falscher Anwendung oder Überdosierung verheerende Folgen haben.

Aus diesem Grund werden lediglich einige Homöopathika aufgeführt, die sich bislang als Therapie bewährt haben. Diese Auflistungen sind aber keinesfalls als Rezepte für den Hausgebrauch zu verstehen, sondern stellen lediglich Hinweise auf prinzipiell einsetzbare Präparate dar.

Futterrehe

Homöopathisches Mittel	Inhaltsstoffe, Wirkung
Nux vomica	Je nach Dosierung anregende und beruhigende Wirkung. Fördert die Entgiftung über die Leber. Einsatz auch bei chronischer Rehe gegen Gewebeveränderungen
Sulfur (Schwefelblüte)	Aktiviert Stoffwechselprozesse und beeinflusst die Zelltätigkeit über die Deblockierung gestörter Fermentfunktionen (»Entgiften«)
Oboubaka	Lebertherapeutikum
Arsenicum album	Arsentrioxyd; Nachbehandlung bei Infektionserkrankungen oder schweren chronischen Organkrankheiten

Geburtsrehe

Homöopathisches Mittel	Inhaltsstoffe, Wirkung
Lachesis	Gift der Buschmeisterschlange; bei Infektionskrankheiten mit Tendenz zur Hämolyse, bei Thrombosen, Herz- und Kreislaufstörungen: kann gut mit Antibiotika kombiniert werden
Echinacea	Kegelblume (Sonnenhut); »inneres« Antiseptikum mit Wirkung auf das lymphatische System; Stimulierung körpereigener Abwehrkräfte
Coffea	tropische bis 15 m hohe Kaffeepflanzen; Verwendung bei Ekzemen und anderem
Pyrogenium	Nosode aus faulendem Rindfleisch; Anwendung bei fieberhaften Reaktionen mit Neigung zu Eiterung; Einfluss auf Lymphgefäße; Störung des Allgemeinbefindens

Belastungsrehe

Homöopathisches Mittel	Inhaltsstoffe, Wirkung
Rhus tox	Giftsumach; Wirkung auf Bindegewebe, Sehnen, Sehnenscheiden, Gelenkkapseln, Bänder, Gelenke und Bindegewebe der Muskeln
Bryonia	Weiße Zaunrübe; Anwendung bei schmerzhaften Entzündungen bei akuter und chronischer Rehe; wirkt auch abführend (erhöhte Darmperistaltik); Gegen Einlagerung von Flüssigkeiten

Hufrehe insgesamt

Homöopathisches Mittel	Inhaltsstoffe, Wirkung
Ginko biloba	Förderung der Durchblutung der Huflederhaut
Traumeel	heilungsfördernd
Aconitum	Sturmhut, Eisenhut; Einsatz bei ersten Anzeichen einer Hufrehe (Kreislauf fördernd, Entzündung hemmend)
Belladonna	Tollkirsche; gegen Einlagerung von Flüssigkeiten (Infiltration); Verwendung bei Entzündungen
Aesculus	Rosskastanie; Durchblutungsfördernd (Huflederhaut)
Apis	Behandlung des Ödems der Huflederhaut
Calcium flouratum	Nachbehandlung Gewebeveränderungen
Silicea	unterstützt Bindegewebe

k) Pferde-Akupunktur / Akupressur

Auch die Pferde-Akupunktur kann sich als begleitende Therapie bei einer Huflederhautentzündungen lohnen.

Am Pferdekörper befinden sich gewisse Punkte, an denen Nerven enden, die mit inneren Organen in Verbindung stehen. Diese Punkte besitzen einen geringen elektrischen Widerstand beziehungsweise eine höhere elektrische Leitfähigkeit. Bei Reizung dieser Punkte durch Nadeln, Wärme oder Fingerdruck werden Regelkreise des Körpers durch Freisetzen chemischer Stoffe aktiviert, was außerdem Schmerzen lindert.

Ähnliches gilt daneben in verminderter Form für die Akupressur.

Unsachgemäßes Nadelsetzen kann aber auch Schaden anrichten und sollte nur durch fachlich geschulte Personen durchgeführt werden.

l) Magnetfeldtherapie

Eine weitere zusätzlich begleitende therapeutische Maßnahme ist die niederfrequente, pulsierende Magnetfeldtherapie. Durch sie erhöht sich die Durchblutung und somit die Sauerstoffzunahme der erkrankten Gewebe durch die Gleichrichtung und Ausrichtung der positiv und negativ geladenen Ionen an der Zellmembran. Zum an-

Vorderhuf hinten
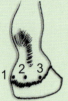

Vorderhuf, seitlich
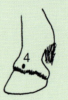

Hinterhuf, seitlich
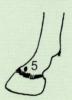

Muskelrinne Hinterbein
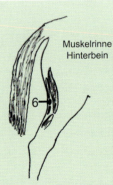

1 In der Vertiefung hinter dem Hufknorpel am oberen Rand des Strahls (lateral)

2 Im Mittelpunkt der konkaven Fläche über dem Strahl in Höhe des Hufgelenks

3 In der Vertiefung hinter dem Fußknorpel am oberen Rand des Strahls (medial)

4 Etwa 1 cm lateral der Mitte des vorderen Kronrandes des Hufes

5 In der vorderen Mitte des Kronrandes des Hinterhufes

6 In der Muskelrinne, etwa vier Querfinger über der Vertiefung am distalen Ende der Muskel in Höhe des Kniegelenks

Akupunkturpunkte mit Indikation einer Huflederhautentzündung
(nach Westermann, »Atlas der Akupunktur des Pferdes«)

■ *»Akupunkturpunkte«*

dern werden durch Polarisierung die so genannten Freien Radikalen besetzt. Allerdings sollten nur regelbare (Zeit und Intensität) Geräte verwendet werden und solche, die ohne Kabelzuführung (Stromzuführung über Akku) ausgestattet sind. Über Spulen werden durch elektrische Impulse Magnetfelder erzeugt, die den Huf mit verschiedener Stärke, Frequenz und Richtungswechseln durchdringt. Das Gerät wird an einer Pferdedecke in einer dafür vorgesehenen Tasche gelegt. Von dort aus führen Kabel zu einer Gamasche, die um den Huf beziehungsweise das Pferdebein aufgebracht wird. Hier findet dann der Aufbau des Magnetfeldes mit seiner therapeutischen Wirkung statt.

4. Röntgenologische und computertomographische Untersuchungen am Rehehuf des Pferdes

Um eine Rehe bedingte Rotation beziehungsweise Absenkung des Hufbeins beurteilen zu können, bestehen zur Zeit zwei Untersuchungsmethoden:
- die Röntgenaufnahme der betroffenen Hufe und
- die computertomographische Untersuchung

Die Röntgenaufnahme
Es gibt zwei Möglichkeiten, einen Rehehuf röntgenologisch zu untersuchen. Einmal durch das mobile Röntgengerät des Tierarztes vor Ort, das heißt am Stall des betroffenen Pferdes und zum andern die stationäre Röntgenaufnahme in der Pferdeklinik. Der Sinn einer solchen Darstellung der Pferdehufe ist, das Hufbein sichtbar zu machen, um Rückschlüsse auf gegebenenfalls krankhafte Veränderungen ziehen zu können. Dabei erscheinen auf dem Röntgenbild die Knochen hell und die sie umgebenden Weichteile sowie das Hufhorn dunkel.

Eine erhebliche Veränderung der Lage des Hufbeins infolge Rotation um das Hufgelenk und/oder Absenken der Hufbeinspitze nach unten (bei chronischer Hufrehe) ist auf dem Röntgenbild mit bloßem Auge erkennbar, eine geringgradige Veränderung zu Beginn der Hufrehe jedoch nicht. Deshalb wird bei einer Röntgenaufnahme auf die Vorderseite der Hufwand ein länglicher Metallstift aufgeklebt (zum Beispiel durch Klebeband), der dann auf der Röntgenaufnahme ebenfalls hell erscheint, um die Winkelung zwischen äußerer Hufwand und der Vorderkante des Hufbeins vergleichen zu können. Es ist daher wichtig, möglichst zu Beginn der Hufrehe die Hufe zu röntgen, da hier noch die ursprüngliche Hufbeinstellung vorhanden ist und man den Winkel messen kann, den das Pferd schon immer hatte. Verschlimmert sich die Hufrehe im Lauf der Zeit und geht sie in den chronischen Zustand über, werden weitere Röntgenaufnahmen durchgeführt, um jedes Mal die Lage des Hufbeins zu dokumentieren. Auch die Entwicklung eines drohenden Sohlendurchbruchs kann man auf einer guten Röntgenaufnahme erkennen, da man den Abstand der Hufbeinspitze zum Boden beziehungsweise zur Hufsohle messen kann.

Bei der Durchführung von Röntgenaufnahmen muss äußerst sorgfältig gearbeitet werden. In erster Linie muss der Huf im Augenblick der Aufnahme absolut ruhig stehen, sonst werden die Konturen auf dem Bild unklar und haben keine oder nur geringe Aussagekraft. Bei der Erstellung der Röntgenbilder ist das Verbringen des Hufes auf einem im Lot befindlichen Holzklotz oder ähnliches unverzichtbar, damit der komplette Hufsohlenbereich dargestellt werden kann.

Die Röntgenaufnahme in der Pferdeklinik ist meist besser als die Aufnahme durch ein mobiles Gerät vor Ort. Der zusätzliche Aufwand muss aber immer im Verhältnis zum Ergebnis stehen.

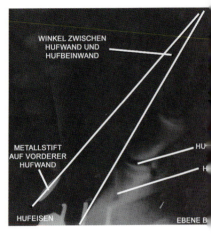

■ *Röntgenaufnahme mit aufgeklebtem Metallstift zum Messen der Winkelung zwischen vorderer Hufwand und der vorderen Hufbeinwand.*

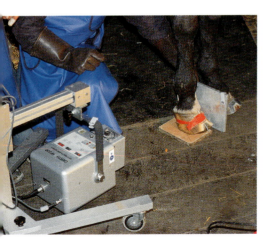

■ *Durchführung einer Röntgenaufnahme mit einem mobilen Röntgenapparat.*

Bei so genannten Ankaufuntersuchungen ist auch das Augenmerk bei der Beurteilung der erstellten Röntgenbilder auf die Form und Lage der Hufbeinspitze zu richten, um nicht Gefahr zu laufen, ein chronisches Rehepferd käuflich zu erwerben.

Eindeutig bessere Ergebnisse erzielt man durch computertomographische

Untersuchungen. Mit ihr lassen sich detailliert gegebenenfalls pathologische Veränderungen des Hufbeinträgers (Verbindung zwischen Hornkapsel und Hufbein) erfassen. Bei chronischer Hufrehe lassen sich sogar auf dem computertomographischen Bild die abgestorbenen Gewebeteile des Blättchenapparates und seine gegebenenfalls Neubildung erkennen. Auch die als Folge der chronischen Hufrehe häufig auftretenden Veränderungen des Hufbeins sind bei der Computertomographie gut darzustellen. So zeigen sich neben Strukturveränderungen von Geweben auch Konturveränderungen am Hufbein.

Insgesamt erleichtern die mit dieser Technik gewonnenen Daten die Prognosestellung und ermöglichen eine gezieltere Therapie und Hufbearbeitung.

5. Hufbearbeitung bei akuter und chronischer Hufrehe

Die Behandlung der Rehehufe durch den Hufschmied beziehungsweise Hufpraktiker spielt eine zentrale Rolle im Therapiegeschehen. Eine Ausheilung der Krankheit beziehungsweise die Wiederherstellung deformierter Hufe sind hauptsächlich von einer fachgerechten und auf moderne Erkenntnisse basierenden Vorgehensweise abhängig.

Das größte Problem bei der Hufbearbeitung von Rehepferden ist das Hufeaufnehmen. Manche Pferde mit starken Schmerzen geben die Hufe gar nicht mehr her, andere tendieren zum Steigen, wenn man den Huf hochhebt. Hier ist ebenfalls Einfallsreichtum gefragt.

Bei extremen Fällen und bei schweren Pferden kann die Barhufbearbeitung im Liegen durchgeführt werden. Eine Sedierung ist beim Rehepferd allerdings nicht geeignet. Hier muss man einen Zeitpunkt abpassen, wenn das Pferd sicher für einen längeren Zeitraum liegt. Zum Feilen/Raspeln der Zehenwand im Stand kann man die Hufe auf einem gepolsterten Hufbock oder so auf einen Balken stellen, dass die Zehe ein wenig übersteht.

a) Hufaufbau und Wachstum

Der Huf besteht aus Knochen, Sehnen, Bändern, elastischen Teilen, der Huflederhaut mit Blutgefäßen, Nerven und der Hornkapsel. Das Hufbein bildet dabei die knöcherne Grundlage des Hufes und bestimmt die Form der Hornkapsel, die von der Huflederhaut erzeugt wird. Das Hufbein des Vorderhufes ist am Vorderteil rund, das des Hinterhufes spitzrund. Die Form der Vorder- und Hinterhufe ist somit geringgradig unterschiedlich.

Die Hornbildung erfolgt auf der oberen Zellschicht der Huflederhaut. Die Hornkapsel ist fest mit der Oberfläche der Huflederhaut verbunden. Die Huflederhaut wird entweder durch Zot-

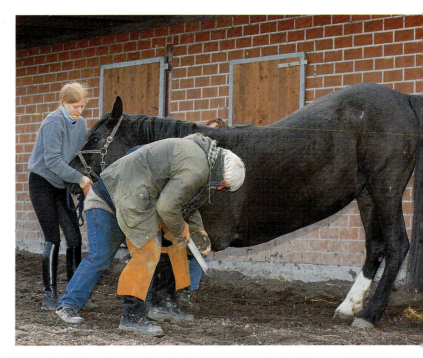

■ *Bei der Hufbearbeitung dieses Rehepferdes leisten die drei Frauen und der Huffachmann absolute Schwerstarbeit!*

ten oder durch Blättchen vergrößert (das circa 20-fache der inneren Hornwandfläche). Entsprechend dieser Huflederhautoberfläche unterscheidet man das von den Zotten gebildete Röhrenhorn und das von der Wandlederhaut gebildete Blättchenhorn. Diese Hornzellen sind nicht belebt und werden ständig nachgebildet. Der Zeitraum, in dem sich der Huf erneuert, beträgt für die Vorderwand etwa zehn bis 14 Monate (circa ein Zentimeter im Monat), für die Seiten- und Trachtenwände entsprechend weniger.

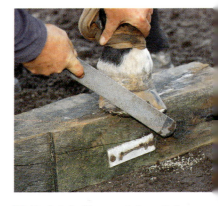

■ *Ein Rehehuf kann auf einem Balken abgestützt gut bearbeitet werden.*

5. Hufbearbeitung bei akuter und chronischer Hufrehe

b) Physiologische Veränderungen und Vorgänge im Huf bei einer Rehe

Die Gewichtskräfte eines gesunden und normal stehenden Pferdes werden über die vier Beine auf den Boden abgeleitet. Dabei wird im Stand circa 60 Prozent des Gesamtgewichts von den beiden Vorderbeinen und circa 40 % von den Hinterbeinen aufgenommen. Die Gewichtskräfte sind **Druckkräfte** und werden ausschließlich von den Knochen, ihren Gelenken und schließlich über die komplexen Hufe zum Untergrund abgeführt. Muskeln, Bänder und Sehnen, die mit den verschiedenen Knochen und Gelenken kraftschlüssig verbunden sind, übernehmen in erster Linie **Zugkräfte**.

Das Wechselspiel von Druck- und Zugkräften ermöglicht einem Pferd letztlich, sich vorwärts zu bewegen, also vom statischen in den dynamischen Zustand überzugehen. Je schneller sich ein Pferd bewegt, umso höher sind auch die verschiedenen Kräfte.

Wird nun durch irgendeinen Schwachpunkt eines einzelnen Teiles diese Ab-

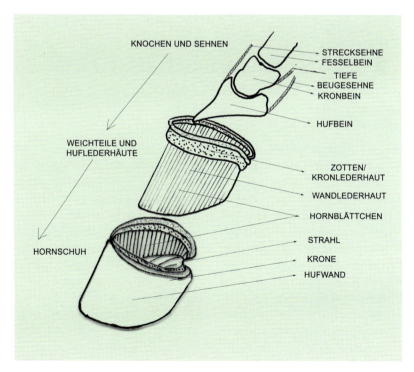

■ *Schematische Darstellung des Hufknochen, Huflederhaut und des Hornschuhs.*

III. Hufrehe behandeln

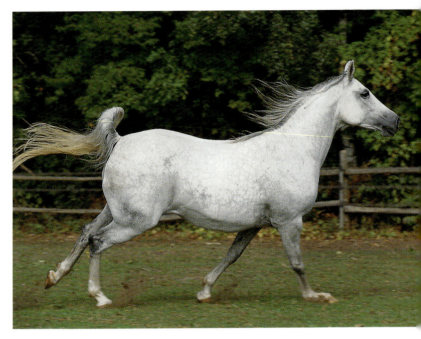

■ Die Hufe, Gelenke, Sehnen und Bänder eines Pferdes sind in der Dynamik extremen Kräften ausgesetzt.

laufkette unterbrochen, reduziert sich die gleichmäßige Dynamik des Pferdes. Es wird langsamer. Ist dieser Schwachpunkt einseitig, wird dieser Zustand durch Lahmheit sichtbar. Bei einer Hufrehe sind hauptsächlich beide Vorderhufe, weniger beide Hinterhufe oder alle vier Hufe betroffen, ganz selten nur ein Huf. Deshalb ist eine einseitige Lahmheit bei einem Rehepferd nicht erkennbar und die quasi »doppelte« Lahmheit wird als klammer oder steifer Gang bezeichnet.

Durch die Entzündung der Huflederhaut und dem damit verbundenen Schmerzgeschehen wird somit das normale Wechselspiel der Kräfte unterbrochen und es müssen Überlegungen angestellt werden, wie man die gestörten Abläufe in Relation zur meist langen Genesungszeit durch begleitende Maßnahmen einigermaßen überbrückt. Solche Maßnahmen können eine auf die Hufrehe ausgerichtete Barhufbearbeitung, ein Rehe-Beschlag aus Eisen, Metalllegierungen oder Kunststoff, klebbare Hufschuhe (dauerhaft) oder anschnallbare Hufschuhe (temporär) sein. Bevor nun die einzelnen Möglichkeiten vorgestellt und de-

5. Hufbearbeitung bei akuter und chronischer Hufrehe

ren Vor- und Nachteile aufgezeigt werden, soll zunächst auf die kontroverse Diskussion der Hufstellung eingegangen werden.

c) Abnehmen oder Erhöhen der Trachten?

Wie bereits erwähnt, gibt es zwei grundsätzlich verschiedene Ansichten

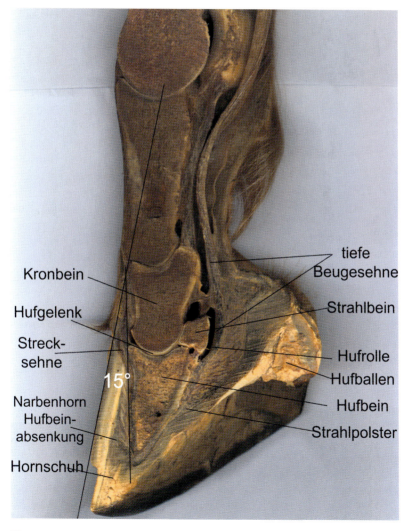

Längsschnitt eines Rehehufes

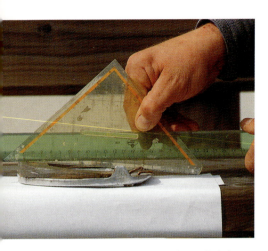

■ Die Autoren halten diesen Rehebeschlag für nicht geeignet: geschlossenes Eisen ohne mittigen Steg (keine Möglichkeit, die Hufsohle zum Mittragen der Last auszufüllen) und eingelegtem Trachtenkeil, der eine Anhebung der Trachten um etwa 10° bewirkt.

hinsichtlich der Stellung von Rehehufen. Während das eine Lager (sowohl besonders bei akuter als auch bei chronischer Hufrehe) das **Hochstellen der Trachten** empfiehlt, um den Zug der tiefen Beugesehne, die am hinteren Ende des Hufbeins ansetzt, zu entlasten und um damit einer drohenden Hufbeinsenkung beziehungsweise -rotation entgegenzuwirken sowie eine verbesserte Durchblutung der geschädigten Lederhautbereiche zu erreichen[4], argumentiert die andere Seite exakt gegensätzlich und fordert nachdrücklich das **Abnehmen der Trachten**:

»Um eine Erklärung dafür zu finden, warum es zuverlässig zu Heilungen akuter und chronischer Hufrehe bei allen Pferderassen (Anmerkung der Autoren: Untersuchung an 53 Pferden verschiedenen Rassen) nach dem Flachstellen (Entfernen der Trachten; Anmerkung der Autoren: entfernt wurden drei bis fünf Zentimeter Trachten) kommt, wurden Untersuchungen über die physikalische Form des Hufbeins und die Gewichtsverteilung vom Hufgelenk über das Hufbein auf die Hufkapsel angestellt, die zu dem Ergebnis führten, dass nichtbodenparallele Hufbeinposition neben Mangeldurchblutung zu chronischer Überbelastung der vorderen Aufhängebereiche führt und als Vorbereitung für den akuten Reheausbruch anzusehen ist[5].

Andere Autoren (Hertsch, Dallmer und andere) empfehlen, um eine Verlagerung des Hufbeins zu vermeiden beziehungsweise einzuschränken, eine *»künstliche« Erhöhung der Trachten*. Diese Meinung stellt gleichzeitig die momentane Lehrmeinung in Deutschland dar und wird über die

---

[4] Hertsch, Höppner, Dallmer: Der Huf und sein nagelloser Hufschutz, 1997, S. 70 ff.

[5] Strasser, Pollitt: Neue Aspekte zur Entstehung von Laminitis, Tierärztliche Umschau 52, 1997, S. 1, http://groups.yahoo.com/group/naturalhorsetrim/ files/Strasser1.html.

5. Hufbearbeitung bei akuter und chronischer Hufrehe

> Eine Untersuchung der Universität Queensland (Dr. Pollitt), Australien, kommt unter anderem zu dem Schluss, dass durch höhergelegte Trachten mittels Keilen die Digitalis-Arterien, die sich zwischen Strahlbein und Beugesehne befinden und in die Zehenarterien übergehen, abgeklemmt werden, so dass weniger Blut in die Huflederhaut gelangt. Dieser Unterversorgung der Wandlederhaut über einen längeren Zeitraum sei ein zusätzlicher Schadensfaktor, der für die strukturellen Veränderungen im histologischen Bereich verantwortlich gemacht werden müsse. Ein weiterer Nebeneffekt der Drucksituation an der Hufbeinspitze bei nicht Boden paralleler Stellung sei der Abbau des Hufbeins und somit der Entstehung der so genannte Hufbeinabsenkung beziehungsweise -rotation (Crania marginalis solearis).

Lehrschmiedeanstalten und tierärztlichen Hochschulen weitergegeben: Dabei würde die Zugwirkung der tiefen Beugesehne vermindert und die Belastung in die weniger erkrankten Gefäß- und Wandlederhautbereiche der Trachten und Eckstreben verlagert. (...) Diese Maßnahmen zur Entlastung des erkrankten Aufhängeapparates bewirkten sofort eine deutliche Schmerzlinderung, die an der veränderten Körperhaltung der Patienten erkennbar würde. Langfristig käme es durch die Trachtenhochstellung zu einer verbesserten Durchblutung der geschädigten Lederhautbereiche und damit zur Förderung der Gefäßrekonstruktion und der Hornneubildung besonders in den Bereichen der sekundären Durchblutungsstörungen.[6]

Interessant ist die Empfehlung von Groß und Mayer, die bereits Anfang des 19. Jahrhunderts in dem damaligen Standardwerk »Lehr- und Handbuch der Hufbeschlagskunst« zum Ausdruck kommt (S. 179):

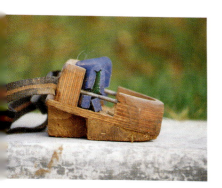

■ Verzweifelte Tat eines Hufrehe-geschädigten Schreinermeisters: Der gute Mann wollte dem Rehe-Pony seiner Tochter etwas Gutes tun und bastelte einen aufschnallbaren Holzschuh mit Trachtenerhöhung.

---

[6] Hertsch, Höppner, Dallmer: Der Huf und sein nagelloser Hufschutz, 1997, S. 72/73

»Die Trachten müssen so viel wie möglich niedergeschnitten werden; die Hornsohle aber muss, da sie ohnehin nach vorne sehr dünn ist, vom Messer verschont bleiben; dagegen muss die aufwärts geworfene Zehenwand von vorn her abgenommen werden« (Anmerkung der Verfasser: frei schwebende Zehe).
Görte und Scheibner beschreiben in dem Werk »Leitfaden des Hufbeschlags (1932)« ähnliches:
»… die Trachten müssen erniedrigt werden und« (…) »an der Zehe des Hufes macht man eine starke Schwebe.(S. 105)

Hierbei ist es wirklich irritierend, dass viele dieser durchaus angesehenen und internationalen Experten zwei so grundsätzlich verschiedene Meinungen vertreten und zur Zeit keine Einigung in Sicht zu sein scheint. So ist es also nicht verwunderlich, dass auch die Tierärzte und Hufschmiede entsprechend ihrer unterschiedlichen Ausbildung diese gegensätzlichen Meinungen haben und entsprechend praktizieren.
Diese kontroverse Diskussion hat den Verfassern daher keine Ruhe gelassen und sie haben sich intensiv mit diesem Thema auseinandergesetzt. Sie wollen versuchen, rein aus der Sicht der Mechanik, die Kraftverteilungen im Huf bei
- normaler Hufstellung und
- veränderter Hufstellung durch angehobene Trachten
zu erklären.

> »Einmal ausgebrochen, wird Hufrehe zu einem mechanischen Problem«
> Sandy Loree, Kanada

Wie die dargestellte Grafik zeigt, wird beim Anheben der Trachten eines Pferdehufes der Stellungswinkel des Hufbeins bezogen auf den Untergrund (Boden, gerade Ebene) verändert. Hierbei stellen die durchgezogenen Linien (Hufbein, Kräfte) die normale Hufstellung eines Hufes dar, die gestrichelten Linien die veränderte Hufstellung infolge Trachtenerhöhung. Auf das Hufbein wirken dabei verschiedene Kräfte.
Zur **Vereinfachung** werden bei dieser Untersuchung resultierende Kräfte angenommen. In Wirklichkeit handelt es sich dabei um Druckkräfte, also Kraft pro Fläche; außerdem bleibt in der Realität beim Anheben der Trachten die Hufbeinspitze an der gleichen Stelle, das Gelenk verändert sich nach oben. Aus schematisch-zeichentechnischen Gründen wird die Drehung aber so wie in der Grafik dargestellt:

Von oben wirkt die Gewichtskraft eines Teils des Pferdekörpers, das ist die Vertikalkraft des Pferdebeins als resultierende Kraft der Druckkraft, auf das Hufbein, und zwar bei einem 500 Kilogramm schweren Pferd **im Stand** circa 60 % Gewicht auf die Vorderbeine =

5. Hufbearbeitung bei akuter und chronischer Hufrehe 91

Schematische Darstellung der Kräfte auf das Hufbein eines Pferdes bei normaler Stellung und angehobenen Trachten

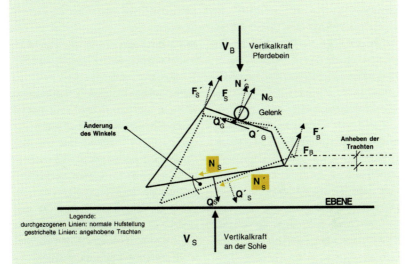

Legende:
durchgezogenen Linien: normale Hufstellung
gestrichelte Linien: angehobene Trachten

Kräftedreieck im Bereich des Hufgelenkes

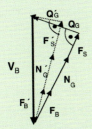

Kräftedreieck im Bereich der Hufbeinsohle

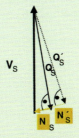

V_B = Vertikalkraft Pferdebein = ca. 150 kp
N_G = Normalkraft Gelenk normale Hufstellung
N'_G = Normalkraft Gelenk angehobene Trachten
Q_G = Querkraft Gelenk normale Hufstellung
Q'_G = Querkraft Gelenk angehobene Trachten
F_S = Zugkraft Strecksehne normale Hufstellung
F'_S = Zugkraft Strecksehne angehobene Trachten
F_B = Zugkraft tiefe Beugesehne normale Hufstellung
F'_B = Zugkraft tiefe Beugesehne angehobene Trachten

V_S = Vertikalkraft Sohle = ca. 150 kp
Q_S = Querkraft Hufbeinsohle normale Hufstellung
Q'_S = Querkraft Hufbeinsohle angehobene Trachten
N_S = Normalkraft Hufbeinsohle normale Hufstellung
N'_S = Normalkraft Hufbeinsohle angehobene Trachten

500 * 0.6 = 300 kg, verteilt auf zwei Vorderhufe, also circa *150 Kilogramm pro Huf*. Diese Gewichtskraft muss im wesentlichen vom Hufgelenk aufgenommen werden (Aufteilung der resultierenden vertikalen Gewichtskraft durch Normalkraft und Querkraft im Hufgelenk). Die beiden am Hufbein anschließenden Sehnen (Strecksehne im vorderen Hufbeinbereich und tiefe Beugesehne im hinteren Hufbeinbereich) dienen dazu, den Huf zu strecken oder zu beugen und nehmen ausschließlich Zugkräfte – also keine Druckkräfte – auf. Die Gewichtskraft von oben wird dann über das Hufbein nach unten bis auf die Sohle weitergegeben, wo sie Gegenkräfte erhalten müssen. Diese sind die in der Grafik schematisch dargestellten Normalkraft und Querkraft der Hufbeinsohle. In diesem Zusammenhang ist besonders die **Normalkraft der Sohle (N_S)** von Bedeutung. Sie verläuft parallel zur Hufbeinsohle und in Richtung Hufbeinspitze, die im Normalfall und bei einem intakten Huf von der gesunden Huflederhaut ohne Probleme aufgenommen wird (Anmerkung: die Druckkraft von oben und die Druckkraft von unten (Gegendruckkraft) lassen auch Zugkräfte in der Huflederhaut entstehen, die durch die verzahnte Struktur aufgenommen werden kann. Wie aus dem Kräftedreieck (rechtes Schema) zu entnehmen ist, ist diese Normalkraft im Verhältnis zur Querkraft (= resultierende des Bodendrucks) relativ gering. Beim Anheben der Trachten dagegen wächst diese Normalkraft – *jetzt N'_S* – aufgrund der Änderung des Winkels an und zwar etwa *um das Doppelte*. Das heißt, die resultierende, sohlenparallele Kraft verdoppelt sich durch die Trachtenanhebung und drückt entsprechend vermehrt in Richtung der problematischen Zone (Hufbeinspit-

Zusammenfassung

*Wie aus den mechanischen Zusammenhängen (schematische Darstellung Kräftedreiecke) zu entnehmen ist, **verdoppelt sich** bei einem auf dem Boden stehenden Huf infolge der anteiligen Gewichtskraft des Pferdes durch das Anheben der Trachten mit gleichzeitiger Winkelveränderung der (fast) bodenparallelen Hufbeinsohle vor allem **die resultierende Kraft in Richtung der Hufbeinspitze**. Es bleibt zu vermuten, dass sich diese problematische Kraftveränderung in der Dynamik (Laufen im Schritt) nochmals erhöht.*

Es muss daher aus dieser Sicht dringend von einem Anheben der Trachten mittels Gipsverband, durch eingelegte Trachtenkeile in klebbare oder anschnallbare Hufschuhe oder durch orthopädischen Beschlag abgeraten werden.

ze), die durch eine Hufrehe entsteht. Genau an dieser Stelle kommt es auch bei schweren Rehefällen zum Sohlendurchbruch.

d) Barhufbearbeitung

Die betroffenen Hufe eines Pferdes müssen aufgrund der krankhaften Veränderungen, die eine akute beziehungsweise chronische Rehe mit sich bringt, anders als üblicherweise bearbeitet werden.

Dabei spielen die folgenden Faktoren eine entscheidende Rolle:

- **Das Schmerzgeschehen** im Huf.
- Die **Entzündung** im Huf.
- Die Beschädigung der **Huflederhäute**.
- Bei chronischer Rehe die **Hufbeinabsenkung** beziehungsweise **-rotation** mit der Gefahr eines Sohlendurchbruchs.
- Die Bildung von **Narbenhorn** bei chronischer Hufrehe.
- Veränderungen an der Sohle und am Strahl.

Während man sich über das Anheben und Abnehmen der Trachten uneins ist, ist man sich uneingeschränkt über die Zubereitung der »schwebenden Zehe« einig.

»Schwebende Zehe«

Die »schwebende Zehe« wird aus folgendem Grund ausgebildet: Das Pferd rollt beim Auf- und Abhufen über die Hufspitze (=Zehe) ab. Und zwar in unterschiedlicher Weise (zum Beispiel rollen in der Regel Arabische Vollblüter vermehrt oder Gangpferde in verminderter Form über die Zehe ab).

Deshalb wird bei einer fachgerechten, normalen Barhufbearbeitung oder bei einem Beschlag eine so genannte Zehenrichtung vorgegeben, die dem Pferd das Abrollen über die Zehe beim Laufen erleichtert. Die schwebende Zehe stellt dabei nochmals eine Ver-

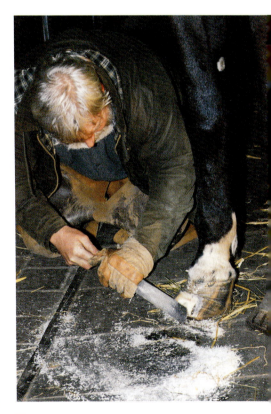

■ *Abraspeln der Zehe*

stärkung dieser Zehenrichtung dar, um das Abrollen hinsichtlich der Schmerzlinderung vermehrt zu erleichtern. Gleichzeitig nimmt man mit der Hufraspel die Unterseite des Hufes im Bereich der Zehe ab, man erzeugt quasi einen luftleeren Raum an der Zehe, sodass der besonders schmerzhafte Zehenbereich keinen Bodenkontakt hat. Im Verlauf einer chronischen Hufrehe wächst im Bereich der schwebenden Zehe beziehungsweise der weißen Linie das so genannte **Narbenhorn** heraus (abgestorbene, übel riechende und zerstörte lamellaartige Verbindungen).

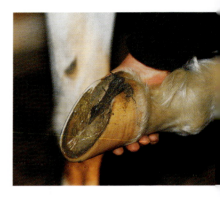

■ *Dieses Bild zeigt einen Rehehuf mit halb abgenommenem Tragrand beziehungsweise Trachtenwand. (Nur zur Veranschaulichung, Arbeit am Huf noch nicht beendet!)*

Abnehmen des Tragrandes

Ein zweiter Aspekt der Barhufbearbeitung bei Hufrehe ist das Abraspeln des Tragrandes auf der gesamten Fläche mit dem Ziel, die Sohle, den Hufballen und den Strahl beim Aufnehmen der Druckkräfte vermehrt heranzuziehen.

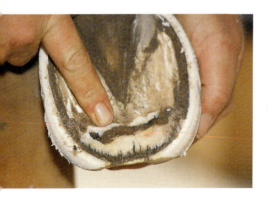

■ *Frei schwebende Zehe, Ansicht von unten: deutlich ist das Narbenhorn und die beschädigte Lamella zu erkennen.*

Hierbei muss individuell vorgegangen werden:
- Vermehrtes Abnehmen des Tragrandes bei konkaven Sohlen (nach innen gewölbte Sohlen: entweder manipuliert aufgrund des Ausschneidens der Sohle durch den Hufschmied im Rahmen der vorangegangenen Hufbearbeitungen oder naturgegebene Wölbungen bei einigen Pferden).
- Vermindertes Abnehmen des Tragrandes bei natürlich belassenen, ausgeprägten Sohlen und Eckstreben.

In beiden Fällen muss jedoch auf die Substanz der Hufe geachtet werden, wobei man kurzen, flachen oder abgelaufenen Hufen selbstverständlich nur

sehr wenig Tragrand abnehmen darf, bei hochgewachsenen und steilen entsprechend mehr.
Es gilt, durch die Wegnahme des hinteren Tragrandbereichs (=Trachten), eine Fläche zu erzeugen, auf der die Hufsohle, der Tragrand und die Eckstreben eine Ebene bilden. Ein ausgeprägter Strahl, der ursprünglich die gleiche Höhe wie der Tragrand hat, muss ebenso niedriger geschnitten werden, damit er nicht durch das Abnehmen des Tragrandes übersteht.
Dieses Abnehmen des Tragrandes hat einerseits eine vermehrte Durchblutung des Hufes zur Folge, weil Hufballen und Strahlkissen vermehrt »herangezogen« werden, anderseits werden die Druckkräfte nicht mehr in voller Höhe über den Tragrand aufgenommen (besonders bei ebenen, härteren Böden), sondern gleichermaßen von Ballen, Sohle, Strahl und Tragrand. Dadurch wird der labile Aufhängeapparat zwischen Tragrand und Huflederhaut entlastet.

> *Sohle, Strahl, Strahlfurchen und Eckstreben lässt man weitgehend unbearbeitet bestehen. Lediglich der Strahl muss auf Höhe der Hufebene angeglichen werden, damit er nicht über sie herausragt!*

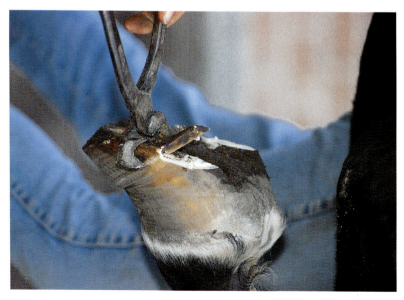

■ *Abkneifen des Tragrandes eines Rehehufes mit einer Hufzange.*

An dieser Stelle sei noch einmal nachdrücklich darauf hingewiesen, dass man die **Hufsohle** sowohl beim akuten als auch beim chronischen Rehehuf **nicht anrühren darf**! Vor allem auch dann nicht, wenn sich – bereits mit dem fest aufgedrückten Daumen fühlbare – so genannte weiche »Taschen« entwickelt haben, die dem Pferd große Schmerzen verursachen. Diese »Taschen« beinhalten abgestorbene Lederhautteile, Blut, Eiter und anderes und befinden sich nicht selten genau in dem problematischen Bereich, wo die (gegebenenfalls abgesenkte) Hufbeinspitze auf die Hufsohle drückt. Werden an dieser Stelle mit dem Hufmesser Teile der Sohle mit dem Sinn entfernt, diese Taschen – ähnlich wie bei einer einfachen Huflederhautentzündung - zu öffnen, damit die schmerzverursachenden Inhalte nach außen beziehungsweise unten ablaufen, kann das begünstigend auf eine **Hufbeindurchbruch** wirken.

Druckverteilungen im Rehehuf

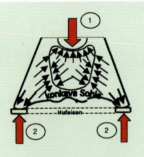

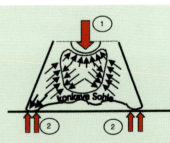

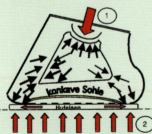

Druckverteilung beschlagener Huf
hoher Tragrand
wenig Sohle (konkav) und wenig Strahl
mit sehr geringen Bodenkontakten

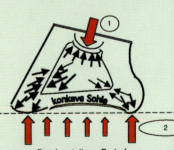

Druckverteilung Barhuf
hoher Tragrand
wenig Sohle (konkav) und wenig Strahl
mit sehr geringen Bodenkontakten

5. Hufbearbeitung bei akuter und chronischer Hufrehe

Die acht Skizzen zeigen die Druckverteilungen im Huf

- links auf den beschlagenen Huf (oben: Ansicht von hinten; unten: Ansicht von der Seite) mit hohem Tragrand, dünner und konkaver Sohle.
- links-mitte auf den Barhuf mit hohem Tragrand, dünner und konkaver Sohle.
- rechts-mitte auf beschlagenen Huf (Rehebeschlag) mit ausgefüllter Sohle und Strahl.
- rechts auf den Barhuf mit gekürztem Tragrand und voll mittragender Sohle, Strahl und Ballen.

Während beim Auffußen auf ebenem, harten Boden die Verteilung der Druckkräfte beim normal beschlagenen Huf und beim Barhuf mit hohem Tragrand nahezu identisch sind, nämlich durch den fehlenden Bodenkontakt – und damit möglichem Gegendruck vom Boden – von Strahl, Sohle und Hufballen einzig über die Huflederhaut auf die Spitze und die Rand-

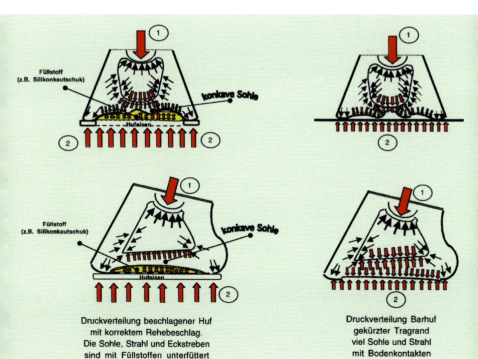

Druckverteilung beschlagener Huf mit korrektem Rehebeschlag.
Die Sohle, Strahl und Eckstreben sind mit Füllstoffen unterfüttert.

Druckverteilung Barhuf gekürzter Tragrand viel Sohle und Strahl mit Bodenkontakten

bereiche des Hufbeins und von dort in das Hufbeingelenk, verteilen sich die Druckkräfte beim Huf mit korrekt aufgebrachtem Rehebeschlag (mit Unterfütterung der Sohle durch Silikonkautschuk oder ähnlichem) und beim Barhuf mit abgenommenem Tragrand von unten gleichmäßig auf alle Hufbereiche, das sind der Tragrand, die Sohle, die Eckstreben, der Strahl und der Hufballen. Von dort aus werden sie ebenfalls gleichmäßig über das Strahlkissen und die komplette Huflederhaut auf die gesamte Hufbeinsohle und Hufbeinwände weitergegeben, es entstehen also keine konzentrierten Druckkräfte.

Einige Autoren (Strasser, Pollitt und andere) raten zusätzlich zum Abnehmen der Trachten von 30 bis 50 mm, um eine möglichst Boden parallele Stellung der Hufbeinsohle (= Unterseite des Hufbeins) mit der Hufsohle zu erreichen.

Einfräsen von Drainagegefügen

Im Abschnitt »Sofortmaßnahmen« wurde bereits die Durchführung punktueller, furchenähnlicher oder flächiger »Drainagen« an der Vorderseite der Hufe zur Verminderung des Innendrucks angesprochen.

Die klassische Form dieser »Drainage-Legung« ist das flächige Abraspeln der vorderen Hufwand bis kurz vor dem Ende der »weißen Linie«, also unmittelbar vor dem Bereich der Wandlederhaut mit dem Ziel des Flüssigkeitsaustritts und gleichzeitiger Druckminderung. Dieser massive Eingriff birgt jedoch die Gefahr einer Instabilität des Hufes in sich. Nach unserer Meinung ist es vollkommen ausreichend, entweder zwei vertikale Furchen anzuordnen, ebenfalls bis kurz vor dem Bereich der Wandlederhaut oder − um die Struktur der Hornkapsel weitgehend zu erhalten − ein oder zwei punktuelle Öffnungen an dieser Stelle einzubohren. All diesen Eingriffen ist gemein, durch Flüssigkeitsaustritt den Innendruck zu mindern.

Praktische Vorgehensweise:

Das flächige Entfernen der harten Außenwand am vorderen Hufbereich geschieht durch eine Hufraspel. Hierbei muss der Hufschmied aufgrund der schmerzbedingten Problematik sowohl schnell, präzise, kräftig aber gleichsam sehr einfühlsam zu Werke gehen, um in kurzer Zeit das äußerst harte Glasurhorn beziehungsweise Wandhorn zu entfernen. Müssen die Hufe hierzu auf den Hufbock gestellt werden, kann man die runde Auftrittsfläche des Hufbocks aus Eisen mit mehrfachen Lagen Watte polstern und diese mit einer elastischen Binde umwickeln, um den direkten, harten und schmerzhaften Kontakt beim Aufstellen des Hufes zu mindern. Dieser stoßdämpfende Effekt ist auch durch einen übergestülpten Tennisball zu erreichen.

Weniger aufwendig sind das Einfräsen

5. Hufbearbeitung bei akuter und chronischer Hufrehe

von Drainage-Schlitzen oder das punktuelle Bohren einer Drainage-Öffnung. Hierbei kann der Huf am Boden belassen werden (Druckminderung durch alte Teppich-Reste, Decken oder Kunststoff-Matten). Mit einem speziellen Gerät (»Multi-Dremel«, bis 37.000 Umdrehungen/Minute) und entsprechendem Fräs-Aufsatz werden die beiden Schlitze (von oben nach unten) oder die punktuelle Öffnung eingefräst.

ziehen, was jedoch für den ausführenden Huffachmann keine Gefahr darstellt, da diese Hufbewegung vom Frässgerät weg geschieht. Insgesamt verlangt dieser fast chirurgische Eingriff vom Durchführenden äußerste Konzentration, Feinfühligkeit und viel praktische Erfahrung, um diese Drainage-Legung richtig hinzubekommen. Nicht

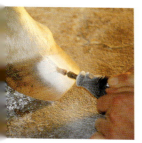 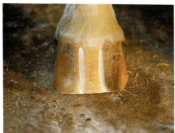 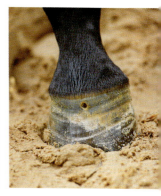

■ links: Einfräsen einer Dehnungsfuge, beziehungsweise Furche.
Mitte: Zwei fertig eingefräste Dehnungsfugen.
rechts: Punktuelle Bohrung.

Aufgrund der hohen Drehzahl dieses Gerätes mit den entsprechend lauten Geräuschen beim Fräsvorgang sollte das betroffene Pferd in Ruhe darauf vorbereitet beziehungsweise gewöhnt werden. Eventuell können zur Beruhigung Bachblüten-Notfalltropfen verabreicht werden. Wenn das Pferd zu Beginn des Fräsvorgangs merkt, dass ihm keine zusätzlichen Schmerzen bereitet werden, steht es meist ruhig. Ab und zu kann es jedoch heftig den Huf zurück-

zu flach, damit wäre der Sinn der ganzen Sache verfehlt, und nicht zu tief, gegebenenfalls in das »Leben« hinein, das hätte fatale Folgen hinsichtlich eindringender Bakterien in die Huflederhaut. Ein zu tiefes Fräsen ist aber nahezu ausgeschlossen, weil die »weiße Linie« sehr weich und schwammartig und vor allem bei dunklen Hufen gut sichtbar ist. Bei korrekter Durchführung der Drainagelegung erscheint innerhalb kurzer Zeit der ersehnte erste Tropfen, der von innen nach außen dringt. Dieser Moment ist das Ziel der ganzen Prozedur. Im weiteren Verlauf gelangt zusätzliche Flüssigkeit durch die Drainageöffnung(en) und verschafft dem Pferd erhebliche Erleichterung durch Schmerzlinderung, wie die Erfahrung gezeigt hat. In der Folgezeit allerdings verschließt sich diese Öffnung durch das Herunter- und Herauswachsen des Horns und unterbindet den Druckausgleich. Hier kann durch vorsichtiges Nachfräsen erneut der gewünschte Effekt erzielt werden. Prinzipiell gilt, zu einem bestimmten Zeitpunkt, nämlich der höchsten Entwicklung der Entzündung mit ihrer begleitenden Innendruckentwicklung eine entsprechende Abführung nach außen zu gewährleisten.

Schließlich sei noch der optische Eindruck dieser »Operation« erwähnt. Im Laufe der Zeit – circa sechs Monate nach dem Eingriff – sind die Drainage-Furchen beziehungsweise Öffnungen ganz herausgewachsen. Eine besondere Behandlung bedarf es dabei nicht. Lediglich der unterste Bereich der Furche, der nach ein bis zwei Monaten am Boden »ankommt«, muss rundgefeilt – und vom Boden schwebend – egalisiert werden, damit keine Scherkräfte entstehen, die gegebenenfalls zu Hornspalten führen.

Fazit der Autoren:
Aus unserer Sicht sowie aus Erfahrungen durch zahlreich erlebte Fallbeispiele kommen wir zu dem folgenden Schluss hinsichtlich der Bearbeitung der Barhufe von Hufrehe geschädigten Pferden:

- Abnehmen des Hufhorns an der Zehe der betroffenen Hufe mit dem Ziel »frei schwebende Zehe« zur Entlastung der vorderen, schmerzhaften Bereiche und zum besseren Abrollen.
- Abnehmen des Tragrandes – in Richtung der Trachten zunehmend – zur Entlastung des Aufhängeapparates mit gleichzeitiger Mitträgerschaft durch Sohle, Strahl, Hufballen und Eckstreben.
- Fachgerechte Durchführung von Drainage-Furchen beziehungsweise Öffnungen zur Entlastung des entzündungsbedingten Innendrucks kann in Erwägung gezogen werden.
- Kontinuierliches Abraspeln des Hufhorns im Zehenbereich, um der Wölbung nach außen/vorne und einer gegebenenfalls Knollhufbildung entgegenzuwirken.

e) Rehebeschlag

Wie bereits erwähnt, gibt es Pferde, die schon im »Normalzustand« ohne einen Hufbeschlag nicht auskommen. An dieser Stelle soll aber nicht näher auf die Thematik eingegangen werden, dass jedes Pferd in einem gewissen, auf ihn individuell abgestimmten Zeitraum und unter Zuhilfenahme verschiedener moderner Hufschutzvorrichtungen (Kunststoffen) vom Eisenbeschlag

5. Hufbearbeitung bei akuter und chronischer Hufrehe

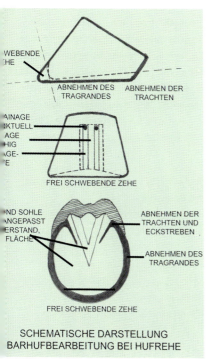

SCHEMATISCHE DARSTELLUNG
BARHUFBEARBEITUNG BEI HUFREHE

■ »Schematische Darstellung Barhufbearbeitung bei Hufrehe«.

auf Barhuf umgestellt werden könnte. Die Realität weist nun einmal bestimmte Rahmenbedingungen auf, die es einem lange Zeit beschlagenen Pferd von heute auf morgen unmöglich macht, ohne einen Hufschutz auszukommen, schon gar nicht bei einer Hufrehe.

Ein Rehebeschlag beziehungsweise orthopädischer Beschlag muss nach den inzwischen bekannten Kriterien und Erkenntnissen im Hufrehegeschehen angefertigt werden.

Dabei sind folgende Faktoren zu berücksichtigen:
- Der Beschlag muss so gestaltet werden, dass er eine Belastung auf den vorderen Hufbereich in keinem Fall zulässt (frei schwebende Zehe).
- Es dürfen keine Hufnägel im Zehenbereich eingebracht werden.
- Es müssen in der Regel dünnhalsige Hufnägel gewählt werden.
- Die Trachten werden vor dem Aufnageln gekürzt.
- Sohle, Strahl und Strahlfurche müssen ebenfalls mit stoßdämpfenden Materialen ausgefüllt werden, zum Beispiel Silikonkautschuk, die sie zusätzlich zum Mittragen der Lasten heranziehen und einen drohenden Sohlendurchbruch verhindern.
- Das Eisen darf nur kurz warm aufgebrannt beziehungsweise angepasst werden.
- Es muss für eine ausgeprägte Zehenrichtung gesorgt werden, die dem Pferd das Abrollen über die Zehe erleichtert.
- Das vordere Horn der Zehenwand sollte – wie auch bei der Barhufbearbeitung – etwa 20-30 Millimeter unter dem Kronrand beginnend, je nach Hufgröße circa vier bis sechs Zentimeter breit und drei und fünf Zentimeter flächig bis nach unten und bis auf die weiße Linie abgeraspelt oder eine punktuelle beziehungsweise furchenähnlich Drainageöffnung/Dehnungsfuge eingebohrt beziehungsweise gefräst werden.

III. Hufrehe behandeln

> *Der Hufschmied benötigt für seine Arbeit am Rehehuf unbedingt die Röntgenbilder!*

Da die Hufrehe eine schon seit langer Zeit bekannte Erkrankung ist, wurde für ihre Behandlung eine Vielzahl von Korrekturbeschlägen hergestellt. Die meisten weisen jedoch erhebliche Mängel auf. Aus der Hufeisensammlung des Instituts für Tiermedizin und Tierhygiene der Universität Hohenheim

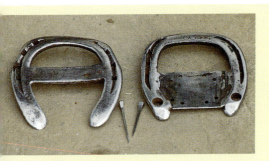

■ *Korrektes und unkorrektes Eisen für den Rehebeschlag.*
Das rechts abgebildete Eisen zeigt den zuvor beschriebenen korrekten Rehebeschlag. Das linke Eisen ist unkorrekt: zu weit vorgelassenes Zeheneisen und weit vorn angesetzter, schmaler Steg, welcher Druck auf die Hufbeinspitze ausübt und kaum Füllmaterial aufnehmen kann.

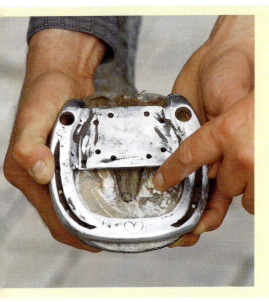

■ *Am Huf aufgelegtes, korrektes Eisen für den Rehebeschlag mit breiter und gelochter Stahlplatte (Steg) im hinteren Bereich. Der Zehenbereich ist stark zurückgenommen und leicht aufgezogen. Hohe Seitenaufzüge im vorderen Bereich links und rechts, um dem Beschlag sicheren Halt zu geben. Genagelt wird mit dünnhalsigen Hufnägeln im hinteren Teil des Eisens. Die vorderen Hufnagelöffnungen im Eisen bleiben frei. Der Hohlraum zwischen Platte (Steg) und Hufsohle kann mit elastischem Füllmaterial, zum Beispiel Silikon, unterfüttert werden. Die Löcher in der Platte (Steg) sorgen für einen guten Halt des Füllmaterials.*

5. Hufbearbeitung bei akuter und chronischer Hufrehe

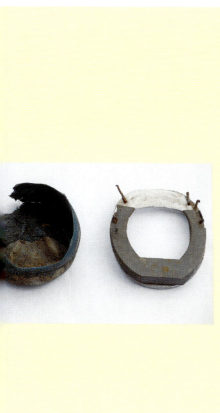

■ Der auf dem Bild links dargestellte Kunststoff-Hufverband sollte bei einer akuten Hufrehe nicht verwandt werden:
a) Das Material härtet in der Winkelung Sohle/Hornwand sehr stark aus, so dass sich der kranke, unter hohem Entzündungsdruck stehende Huf kaum ausdehnen kann (Narbenhorn).
b) Die hohe Wärmeentwicklung während der Reaktionszeit des Kunststoffs am Huf ist ein zusätzliches Problem. Hygienische und kühlende Hufpflegemaßnahmen sind so gut wie unmöglich.
c) Das Abnehmen eines solchen Hufschutzes ist bei einem an Hufrehe erkrankten Pferd oft schmerzhaft.

Rechts auf dem Bild wird ein Aluminium-Eierbeschlag mit erhöhtem Trachtenkeil gezeigt, der den Huf auf die Spitze stellt und die Hufzehe, wie deutlich zu sehen ist, auf den Zehenbereich des Beschlages presst (siehe die herausstehenden Nägel im vorderen Bereich).

bei Stuttgart geht hervor, dass bei Hufrehe oft geschlossene Eisen verwendet wurden (*Lungwitz*, 1898), während *Köster* (1991) ein breites halbmondförmiges Eisen für geeignet hielt. *Stark* und *Güther* (1917) wussten schon um die Wichtigkeit des Gegendrucks von unten im Bereich der Sohlenfläche und entwickelten eine Reheplatte, bei welcher nur der Strahl ausgespart blieb. Nach *Ruthe* (1978) ist die Verwendung dieser Reheplatte jedoch nicht mehr zu empfehlen, weil dieser Beschlag zu schwer ist.

Dennoch soll ein Beispiel für einen Rehebeschlag dieser Zeit vorgestellt werden:
Rehebeschlag nach Stabsveterinär *Dr. Stark* (aus: *Görte/Scheibner*, Leitfaden des Hufbeschlags, 1932, S. 105-107). Dieser inzwischen siebzig Jahre alte Beschlag besitzt nach heutigen Maßstäben durchaus ansprechende Ansätze,

besonders hinsichtlich eines Sohlendurchbruchs der Hufbeinspitze:
»Stark sucht in einem breiten, der ganzen Sohlenfläche genau angepassten Eisen eine Stütze zu geben, und zwar unter Freilegung der Zehe.

»Hufrehe-Beschlag nach Stark«

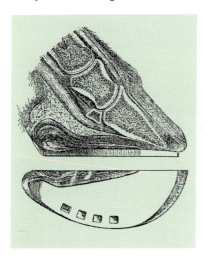

■ Querschnitt eines Rehehufes mit Beschlag nach Stark.

und Seitenaufzüge fehlen, die Schenkelenden sind schlittenkufenartig aufgebogen. Die Beschneidung ist nicht abweichend, nur werden die Eckstreben in einer Ebene mit dem Tragrand gelassen und so voll zum Tragen herangezogen. Bei Sohlendurchbruch hat das Eisen an der Stelle des Durchbruchs ein Fenster, so dass es hier nicht aufliegt. Nach fertig gestelltem Beschlage wird das Fenster mit Huflederkitt geschlossen: auf diese Weise kann der freiliegende Teil des Hufbeins behandelt werden.

»Hufrehe-Beschlag nach Stark«

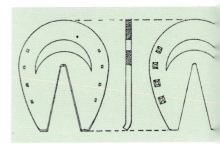

■ Unterseite des Stark-Eisens für den Rehehuf mit Sohlendurchbruch.

Während bislang dies durch Einlegen einer Ledersohle und Wergpolsterung erfolgte, nimmt Stark ein breites Stempeleisen, das die ganze untere Sohlenfläche bedeckt. Die Tragefläche des Eisens ist je nach der Abwärtswölbung der Sohle mehr oder weniger ausgehöhlt. Für den Strahl ist ein Ausschnitt. Das Eisen ist dem alten Deutschen Eisen ähnlich, sechs mit sieben Millimeter dick, die Nagellöcher sitzen weit nach hinten. Zehen-

Durch diesen Beschlag wird das Hufbein gestützt, durch das Heranziehen der Sohle zum Tragen letztere zum Wachstum angeregt. Schon beim zweiten Beschlag kann man erkennen, dass die Sohle stärker geworden ist; späthin bildet sich eine volle Sohle. (...) Mit diesem Beschlag sind bei Rehehufen vielfach recht günstige Erfolge erzielt worden.«

5. Hufbearbeitung bei akuter und chronischer Hufrehe

Fallbeispiel: Rehebeschlag mit Sohlendurchbruch

Einer der schwersten Hufrehefälle mit Sohlendurchbruch sei an dieser Stelle kurz umrissen:

Bei dem Pferd handelt es sich um eine 3-jährige Arabisch-Vollblut-Stute, trockener Typ, gesunde Hufe. Die Anamnese hatte keine Hufrehe bedingte Vorgeschichte. Die Komplikation begann im Juni 1999 mit einer Lahmheit der hinteren Gliedmaße und offener Wunde als Folge einer Weideverletzung. Der Tierarzt diagnostizierte und therapierte auf Wundstarrkrampf, die Art der Medikamentenvergabe war unbekannt. Es entwickelte sich eine Hufrehe auf beiden Vorderhufen, wobei wiederum nicht klar war, ob es sich um eine Belastungs- oder Medikamentenrehe handelte. Die 1. Röntgenaufnahme zeigte eine Winkelung zwischen Hufwand und Hufbeinwand von 12°, eine Hufbeinrotation hatte also schon eingesetzt. Im Februar 1998 entschied man sich für das Aufbringen eines Rehebeschlags an den beiden Vorderhufen. Dieser Beschlag wurde mit Stegen genau über der Hufbeinspitze versehen, es kam daraufhin zu einem Sohlendurchbruch. Die zu diesem Zeitpunkt durchgeführte 2. Röntgenaufnahme zeigte eine erhebliche Hufbeinabsenkung mit einer Winkelung von 29° zwischen Hufwand und Hufbeinwand (an einem Huf; siehe Grafik Röntgenbilder). Daraufhin wurde das Pferd in eine Klinik verbracht und es wurde der Vorschlag geäußert, die Stute einzuschläfern. Der Besitzer entschied sich dagegen und konsultierte die Huf-Koryphäe Fritz Rödder. Der mangelhafte Rehebeschlag wurde unter schwersten Umständen entfernt und schließlich alle vier Wochen ein neuer, korrekter Rehebeschlag aufgebracht (durch Fritz Rödder). Nach erfolgreicher Behandlung der Hufbeindurchbrüche folgte im Oktober 1998 das Abnehmen des Rehebeschlags und eine den Rehehufen orientierte Barhufbearbeitung. Die 3. Röntgenaufnahme zeigte jetzt eine nahezu gleiche Winkelung wie zu Beginn (14°), im Juni 1999 schließlich die 4. und zur Zeit letzte Röntgenaufnahme – ebenfalls mit einer Winkelung von 14°. Das Pferd wurde zu diesem Zeitpunkt wieder leicht im Gelände bewegt (Barhuf).

Im Juni 2001 entschied sich der Besitzer für eine Bedeckung (mit sofortiger Trächtigkeit) unter der Annahme einer leider immer noch irritierenden veröffentlichten Meinung, trächtige Stuten seien für Hufrehe nicht anfällig. Mitten in der Trächtigkeit (Herbst 2001) erlitt die Stute einen erneuten Reheschub, der jedoch zum Glück nicht so stark ausfiel. Schließlich erfolgte im Mai 2002 die Geburt eines gesunden Fohlens ohne Komplikationen (leicht übertragen, allerdings erste Geburt). Im Juli 2002 war der letzte Reheschub auskuriert, das Fohlen wächst gesund heran.

III. Hufrehe behandeln

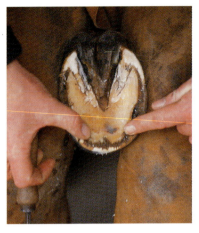

■ Dieses Bild zeigt die Sohle des halbwegs ausgeheilten Rehehufs in dem geschilderten Fallbeispiel.

Vier Röntgenbilder in einem Zeitraum von zwei Jahren der im Fallbeispiel vorgestellten AV-Stute mit Sohlendurchbruch

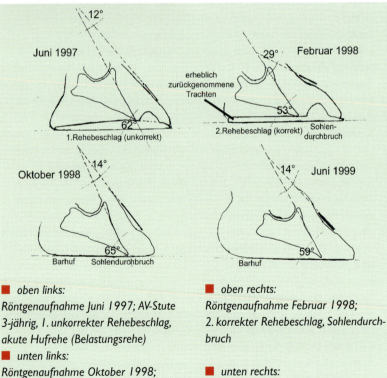

■ oben links:
Röntgenaufnahme Juni 1997; AV-Stute 3-jährig, 1. unkorrekter Rehebeschlag, akute Hufrehe (Belastungsrehe)
■ unten links:
Röntgenaufnahme Oktober 1998; jetzt Barhuf

■ oben rechts:
Röntgenaufnahme Februar 1998; 2. korrekter Rehebeschlag, Sohlendurchbruch
■ unten rechts:
Röntgenaufnahme Juni 1999; Barhuf

5. Hufbearbeitung bei akuter und chronischer Hufrehe

Die vier durchgepausten Röntgenbilder (die Originale liegen den Autoren vor) stellen die Lage des Hufbeins bei der im Fallbeispiel beschriebenen Stute in einem Zeitraum von zwei Jahren dar. Die stattgefundene und sich später wieder korrigierende Hufbeinabsenkung beziehungsweise -rotation mit ihren entsprechenden Winkelungen ist nicht ohne weiteres eindeutig aus den Skizzen zu ersehen, da im Rahmen der Absenkung zwei wesentliche Vorgänge stattgefunden haben: einmal wurde bei dem Huf im Februar 1998 (Skizze oben rechts) der Tragrand bis zu den Trachten erheblich abgenommen, um eine möglichst bodenparallele Lage zwischen Hufbeinsohle und Hufsohle zu erreichen; gleichzeitig bildete sich eine beträchtliche Wölbung der vorderen Hufwand (fast bis zum Knollhuf). Deshalb kann die gemessene Winkelung zwischen vorderem Hufbein und der Hufwand von 29° nicht mit der Winkelung im Juni 1997 (Skizze oben links) von 12° verglichen werden. Auch ein Vergleich der Winkelungen zwischen Bodenebene und Hufbeinwand (62° und 53°) gibt eine eindeutige Aussage über die Winkeländerungen nicht her.

Lediglich bei den beiden unteren Hufbeinlagen (Oktober 1998 (unten links) und Juni 1999 (unten rechts)) kann eine Aussage hinsichtlich der Rückbildung der Hufbeinabsenkung beziehungsweise -rotation gemacht werden. Und zwar gemessen an der Bodenebene ein Rückgang der Hufbeinsenkung um 6° (von 65° bis 59°).

Zusammenfassung:
Es kann nicht immer eine aussagekräftige Winkelmessung zur Feststellung der Hufbeinveränderung zwischen vorderem Hufbein und der Hufwand (mit aufgeklebtem Metallstift) gemacht werden, da äußere Faktoren, wie Knollhufbildung oder abgenommene Trachten die reale Situation verschleiern.

f) Kunststoffbeschlag

Ähnliche Kriterien wie beim Eisenbeschlag eines Rehehufes gelten auch für den Beschlag mit Kunststoff. Der einzige Unterschied besteht darin, dass ein Kunststoffbeschlag den Vorteil des geringeren Gewichts mit besserer Haltbarkeit am Huf besitzt. Gleichzeitig führt die Verwendung dünnhalsiger Hufnägel zu einem geringeren Schmerzempfinden beim betroffenen Pferd – sowohl beim Aufnageln als auch beim entstehenden Innendruck durch die Nägel. Außerdem weist er gegenüber dem Werkstoff Eisen eine günstigere Dämpfungswirkung auf (Schlagwirkung Eisen auf hartem Boden).

Bewährt haben sich moderne Kunststoffbeschläge unterschiedlicher Hersteller. An dieser Stelle soll nicht auf einzelne Produkte eingegangen wer-

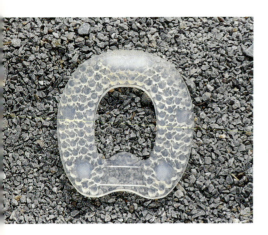

■ *Dieser Kunststoffbeschlag eignet sich nicht als Rehebeschlag, da er keinen Steg zum Unterfüttern der Sohle und des Strahls besitzt.*

den, um keine einseitige Empfehlung auszusprechen.
Allerdings ist bei weitem nicht jeder Hufschmied in Deutschland, Schweiz und Österreich in der Lage, diesen modernen Hufschutz fachgerecht aufzubringen. Beim Beschlag auf Rehehufe kann dieses Unvermögen fatale Folgen haben.

g) Klebbare Hufschuhe (dauerhaft)

Eine weitere Schutz-Alternative bieten klebbare Hufschuhe. Neben den bewährten ersten und klassischen Produkten aus dem Hause Dallmer (Dallmer-Cuff) gibt es inzwischen eine ganze Reihe anderer Hersteller, die Klebeschuhe mit unterschiedlichen Funktionen anbieten. So zum Beispiel bei Hufrehe den »Sigafoos-2« – Klebeschuh mit neuer Klebetechnik aus den USA (Vertrieb durch Horsetec, Schweiz) mit Aluminium und Kunststoff-Einlagen.

Das Aufbringen eines klebbaren Hufschuhs auf einen Rehehuf hat im Gegensatz zur genagelten Hufschutzvorrichtung vor allem den Vorteil, dass er für das Pferd schmerzlos ist. Inzwischen sind auch verbesserte Kleber entwickelt worden, die den kraftschlüssigen Verbund zwischen Hornwand und Kunststoff-Seiten zufriedenstellend gewährleisten. Denn die bisherigen Kleber haben besonders in der Vergangenheit immer wieder zum Abfallen des Klebeschuhs geführt.

Von Nachteil sind die hohen Kosten, die die Verwendung von klebbaren Hufschuhen mit sich bringen (100 bis 200 Euro für zwei Hufe). Auf das Einlegen von Trachtenkeilen zum Hochstellen der Trachten sollte – wie bereits mehrfach erwähnt – verzichtet werden.

Achtung!

Infolge des erhöhten Wachstums der Trachten kann beim Klebeschuh nicht korrigierend eingegriffen werden (Abnehmen der Trachten) mit den bereits beschriebenen Folgen. Beim Abnehmen eines Klebeschuhs können wichtige Hornpartien herausbrechen.

5. Hufbearbeitung bei akuter und chronischer Hufrehe

h) Anschnallbare Hufschuhe (temporär)

Anschnallbare Hufschuhe als zeitweiser Schutz können bei Rehehufen nur eingeschränkt eingesetzt werden. Bis auf die neuste Entwicklung aus dem Hause Dallmer, der so genannte »Rehefix«, (auf den im Anschluss noch eingegangen wird) und spezielle Krankenschuhe, wurden alle anderen Hufschuh-Typen ausschließlich für den gesunden Huf zum Zweck des temporären Hufschutzes beim Reiten im Gelände entwickelt.

Die einzige Ausnahme bildet der Schweizer Hufschuh (Swiss-Horse-Boot), der durch seine Form (ganzheitlich umschlossen) medizinische Anwendungen zulässt.

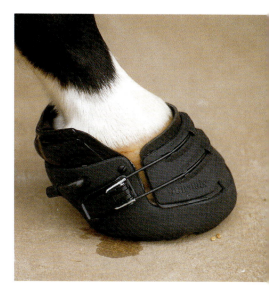

■ Der »Marquis-Supergrip« eignet sich aufgrund seiner einfachen Handhabung besonders in der Rekonvaleszenz einer Hufrehe.

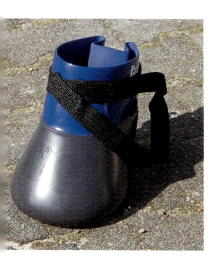

■ Den »Pro-Fit«-Krankenschuh gibt es in vier Größen von 12.5 cm bis 16.0 cm (Huflänge Zehe bis Ballen).

Allerdings ist das Aufbringen dieses Hufschuhs mit dem Holzhammer aufgrund der schmerzenden Hufe nicht ohne weiteres zu bewerkstelligen.

Ein weiterer Einsatz von anschnallbaren Hufschuhen bei Rehehufen kann zum Beispiel beim Überqueren von steinigen, harten oder schotterreichen Böden notwendig werden. Auch bei sehr hart gefrorenen Böden einer Paddockfläche im Winter hat sich der Einsatz eines Schweizer Hufschuhs bei Rehe geschädigten Hufen bewährt.

Besonders angebracht ist der Einsatz von Hufschuhen in der Folgezeit einer Rehe. Hat das barhuflaufende Pferd eine Rehe einigermaßen überstanden und darf wieder leicht im Gelände bewegt werden, kann die noch bestehende »Fühligkeit« in den Hufen durch Hufschuhe gemindert werden. Die Dämpfungswirkung von angeschnallten Hufschuhen kann vor allem durch Socken, die man über die Hufe zieht und dann in die Hufschuhe einbringt, nochmals verstärkt werden.

Auch haben sich Einlagen – bestehend aus stabilen Schaumgummi (zum Beispiel aus dem Camping-Bedarf) unter passend zugeschnittene PE-Kunststoff-Platten (Zubehör einiger Hufschuh-Hersteller oder Dichtungsbahnen aus dem Dammbau) bewährt, die die Dämpfungswirkung nochmals erheblich steigern.

Wenig geeignet sind zu diesem Zweck Hufschuhe, die ihren Halt durch Riemen um die Trachtenwand erhalten, also zum Beispiel der amerikanische Easyboot oder der englische Equiboot. Gut anwendbar sind auch zwei deutsche Hufschuhe, der Dallmer-Clog und der Marquis-Supergrip sowie der australischer Hufschuh »Old Mac´s«, der vom deutschen Versandhaus »Pferde-Krämer« vertrieben wird. Hierbei ist aber zu beachten, dass diese Hufschuhe – wie bereits oben erwähnt – für den Gebrauch an einem gesunden Huf konzipiert sind. Um einen entsprechend guten Halt zu haben, müssen sie eng und passend sitzen. Wendet man sie für Rehehufe an, sollten sie mindestens eine Nummer größer gewählt werden.

Neu auf dem Markt ist der Hufschuh »Rehefix« der Firma Dallmer. Er wurde zur orthopädischen Soforthilfe bei akuter Hufrehe entwickelt. Wir raten aber von einem Einsatz diese Schuhs ab. Der anschnallbare »Rehefix« besitzt eine angeschraubte, leicht gewölbte Keilplatte, die eine sofortige Trachtenerhöhung zur Folge hat. Die Wölbung an der Zehe erleichtert dem Pferd das Abrollen und die Belastung aus Drehung beim Wenden der Hufe auf dem Boden. Im Prinzip keine schlechte Idee. Allerdings ist die Anhebung der Trachten mit ihren zusätzlichen Normal- beziehungsweise Druckkräften in Richtung schmerzhaftem Zehenbereich sowie die Behinderung der Durchblutung bereits mehrfach hinlänglich beschrieben worden. Wie vom Hersteller des »Rehefix« eingeräumt wird, erreicht dieser Schuh zudem nicht den gewünschten Halt am Huf, wenn sich das Pferd auf Paddock- oder sonstigen Flächen bewegt, wie zum Beispiel geklebte Hufschuhe. Er ist nur für »Boxenpferde« geeignet.

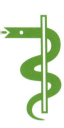

IV. NEUE ERKENNTNISSE UND METHODEN AUS KANADA, USA UND AUSTRALIEN

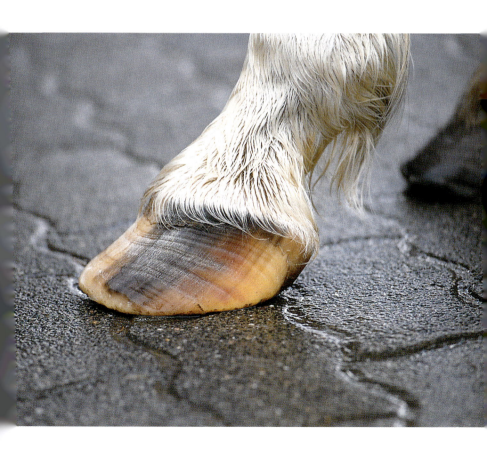

Einige neue Forschungsergebnisse und Therapiearten wurden bereits erwähnt: So die Erkenntnisse des australischen Wissenschaftlers **Longland**, der den Zuckerstoff Fruktan als Auslöser einer Futterrehe nachwies. Fruktan ist insbesondere in Weidelgras enthalten, und zwar in verschiedener Konzentration je nach Jahres- und Tages- beziehungsweise Nachzeit und Wuchshöhe. Mehr hierzu können Sie im Abschnitt über die Vermeidung einer Futterrehe nachlesen.

Auch der australische Forscher **Dr. Chris Pollitt** wurde im Rahmen der Rehehufbearbeitung schon zitiert. In seinem Videofilm »hood study« der Universität Queensland wurde eindrucksvoll belegt, dass durch eine Höherstellung der Trachten die Digitalisarterien zwischen Strahlbein und Beugesehne abgeklemmt werden und dadurch die Blutzufuhr in die Hufederhaut vermindert wird. Diese Mangeldurchblutung hemmt zwar die Entzündung, begünstigt jedoch eine Hufbeinsenkung beziehungsweise -rotation sowie eine mögliche Auflösung der Hufbeinspitze.

Pollitt war es auch, der erneut (**Madigan** und **Dybdal** bereits 1987/1989) auf einen Zusammenhang zwischen gestörtem Glucosestoffwechsel und Hufreheerkrankungen hinweist. Dabei ist an das so genannte **Cushing-Syndrom** zu denken. Symptome dieses Cushing-Syndroms sind Fetteinlagerungen (meist am Bauch), Muskelschwund, verzögerter Fellwechsel, Diabetes mellitus (Zuckerkrankheit), Hufrehe und Hufabzesse. Auslöser ist ein überhöhter Cortisolspiegel, der entweder durch
1) außen zugeführtes Cortison oder
2) endogen (körpereigen) produziertes Cortisol entsteht.

Die Ursachen für die übermäßige Cortisolproduktion können entweder Hirntumore (meist gutartig) oder vergrößerte Nebennierenrinden sein. Der Mechanismus erfolgt über eine so genannte Insulinresistenz, das heißt der Glucosespiegel wird nicht abgesenkt.

Durch die Hyperglycämie (zuviel Zucker (=Glucose) im Blut) entsteht eine generalisierte Acidose (Übersäuerung) im Körper, mit dem bereits im Abschnitt »Futterrehe« besprochenen Folgen.

Bei Pferden mit chronischer oder akuter Hufederhautentzündung, deren Ursache absolut nicht erkennbar ist, sollte man an das Cushing-Syndrom denken. Madigan und Dybdal fanden heraus, dass bei solchen Pferden die Werte der Hormone der Pars intermedia der Hirnanhangdrüse (Hypophyse) im Blut erhöht sind.

Weil das Cushing-Syndrom vorwiegend bei älteren Pferden vorkommt, werden die Anfangssymptome häufig mit normalen Alterserscheinungen verwechselt und eine Hufrehe nicht als

Folge dieses Syndroms erkannt. Viele ursächlich nicht erkannte Rehefälle sind nicht ausdiagnostizierte Fälle der Cushing-Krankheit und könnten mit einem Medikament namens »Pergolid Mesylat«, wie es auch beim Menschen mit Parkinson-Syndrom eingesetzt wird (international: Permax; Deutschland: Parkotil) erfolgreich behandelt werden. Nachgewiesen wurde diese These durch einen Feldversuch, bei dem 22 Rehepferde, die nicht auf eine übliche medikamentöse Behandlung ansprachen, mit »Pergolid Mesylat« positiv therapiert werden konnten (Quelle: The Farrier Journal, 2001, S.51/52).

Für die medikamentöse Hufrehebehandlung empfiehlt die amerikanische Tierärztin **Anna Bradley** die Verabreichung der Vitamine A, C und E, die die »freien Radikalen« besetzen. »Freie Radikale« sind Moleküle, die die Krankheit bedingten Gewebeschäden verstärken können. Auch Magnesiumpräparate sollen nach neuesten Erkenntnissen helfen, die Reheerkrankung zu überwinden. In einem Feldversuch konnten die akuten Symptome durch die Vergabe von Magnesium reduziert werden. Magnesium vermindert die Gefäßkrämpfe und verbessert damit die Durchblutung. Dabei soll das Verhältnis Magnesium zu Calcium zwei zu eins betragen.

Ferner benennt Bradley ein neues Medikament beziehungsweise Produkt namens »Founderguard«, das in den USA bereits erfolgreich zur Vorbeugung neuer Rehschübe eingesetzt wird (näheres siehe im Internet USA unter »Robert Eustace`s Site«).

Der Kanadier **Sandy Loree** erfand ein neuartiges System für die Rehehufbehandlung, dessen Erfolg die Ansicht und Vorgehensweise der Autoren bestätigt.

Loree praktiziert seit 25 Jahren als Hufschmied in Olds, Alberta. Seine Überzeugung war schon immer, durch Entlasten der Hufwand, Rehe und Hornspalten zu behandeln. Er entwickelte das **5S Equine Sole Support System**. Loree ist der Meinung, bei Verletzungen der Huflederhaut (Lamella) wie zum Beispiel bei der Hufrehe, bei der Belastung die Hufsohle durch Abnehmen der Trachtenwände vermehrt heranzuziehen. In seiner Veröffentlichung der Zeitschrift »The Farriers Journal«, No, 89, S. 72 bis 82 greift er vehement nicht nur die zur Zeit bestehenden und seiner Meinung sehr falschen Methoden bei der Hufbearbeitung rehekranker Hufe an, sondern auch die sich ständig wiederholenden, antiquierten Wissensstände in Fachzeitschriften, Pferdekliniken, veterinärmedizinischen Universitäten und Lehrschmieden.

Loree fasst in seinem Artikel die wirksame Behandlung der Rehe in vier Hauptphasen zusammen:

1.) Hufwand entlasten
2.) Systemische Konditionen behandeln (Entgiftung, medizinische Behandlung und andere)
3.) Physiologische Flüssigkeiten beseitigen und
4.) bis zur kompletten Regeneration die Hufwand entlasten

Sandy Loree ist an einem internationalem Austausch in dieser Frage sehr interessiert und steht im Internet unter www.horses-hoes.com/5sequine zur Diskussion zur Verfügung.

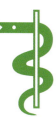

V. VERLAUF, DAUER UND MÖGLICHER RÜCKFALL EINER HUFREHE

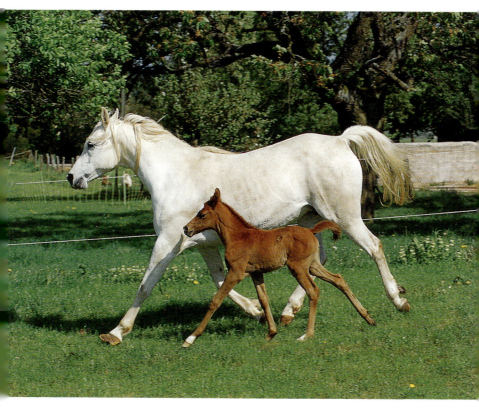

■ *Diese unter chronischer Hufrehe leidende Araberstute trabt schon wieder schwebend neben ihrem Fohlen.*

V. Verlauf, Dauer und möglicher Rückfall einer Hufrehe

Der Verlauf und die Dauer einer Hufrehe sind abhängig von:
- Den Ursachen der Hufrehe und dem Grad ihrer Intensität.
- Der raschen Durchführung von Sofortmaßnahmen bei akuter Hufrehe.
- Den Haltungsbedingungen sowie äußere Bedingungen.
- Dem Umfang der therapeutischen Maßnahmen bei chronischer Hufrehe.

Die Erfahrung hat gezeigt, dass eine Geburtsrehe oder Belastungsrehe meist schwerwiegender verläuft als eine Futterrehe. Werden alle Sofortmaßnahmen ergriffen, die möglich sind, kann eine Hufrehe bereits nach kurzer Zeit und ohne Schäden zu hinterlassen, erfolgreich therapiert werden. Sind Haltungsbedingungen (Offenstall) und äußere Bedingungen (Stressminimierung) optimal, kann auch eine chronische Hufrehe aussichtsreich überstanden werden.

In einigen Fällen war eine Hufrehe bereits nach einigen Tagen verschwunden. Andere Fälle dauerten bis zu drei Monaten mit guten Prognoseaussagen, die restlichen Fälle aber dauerten bis zu einem Jahr und länger. Bei diesen Pferden konnten immer wieder Rückfälle und so genannte »Reheschübe« verzeichnet werden, die jedoch in der Regel an Intensität verlieren und von Mal zu Mal weniger Schmerzen verursachen. Diese zyklischen Anfälle sind jedoch nicht in jedem Fall auf wiederholte Rehe auslösende Faktoren zurückzuführen, sondern entstehen oft plötzlich wie von selbst, vermutlich aufgrund der Gewebsveränderungen im Huf selber beziehungsweise durch die unterschiedlichen Schmerzauslöser im Verlauf einer Rehe. Lesen Sie hierzu auch den Abschnitt über Schmerzmechanismen im Kapitel Rehebehandlung.

Unterschieden werden muss hierbei auch zwischen den schubartigen Anfällen während einer Reheerkrankung und den erneuten Reheschüben nach überstandener Hufrehe. Ein schon einmal an Rehe erkranktes Pferd neigt dazu, erneute Reheanfälle zu bekommen. Deshalb bedarf es **zeitlebens** einer besonderen Fürsorge und Wachsamkeit. Dabei ist es unerheblich, welche Ursache(n) beim Erstauftreten der Krankheit vorlag(en). Denn vor allem durch das entstandene Narbenhorn und eine eventuelle Hufbeinsenkung beziehungsweise -Rotation können alle bekannten Hufreheauslöser für einen wiederholten Krankheitsausbruch verantwortlich sein. Das bedeutet, dass **alle** Hufrehe auslösenden Faktoren bei der Vermeidung neuer Reheschübe berücksichtigt werden müssen!

Verlauf, Dauer und möglicher Rückfall einer Hufrehe

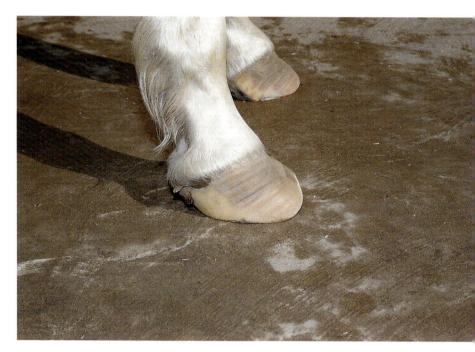

■ *Ein halbwegs korrekt herausgewachsener Rehehuf einer unter chronischer Hufrehe leidenden Stute.*

VI. HUFREHE VERMEIDEN

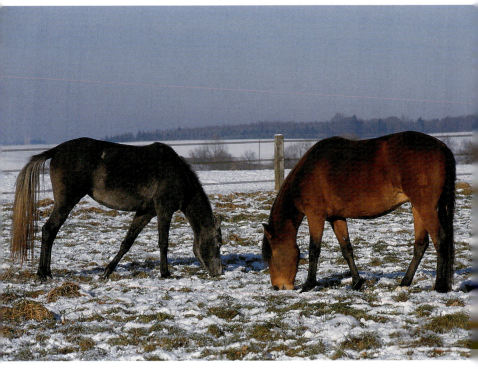

■ *Entgegen einiger Meinungen ist Wintergras im Hufrehegeschehen mit Vorsicht zu genießen.*

1. Vermeidung einer Futterrehe

Die beste Prophylaxe ist die Vermeidung der Hufrehe mittels entsprechender Vorbeugemaßnahmen durch bedarfsgerechte Fütterung, richtiges Weidemanagement, kontinuierliche Bewegung, eine gewissenhafte Gesundheitsvorsorge (Hygienemaßnahmen, Impfungen und anderes), die (rechtzeitige) Behandlung von Lahmheiten sowie durch korrekte Hufbearbeitung und entsprechenden Hufschutz. Befolgt man diesen Maßnahmenkatalog, lässt sich Hufrehe in der Regel vermeiden beziehungsweise erneute Reheschübe verhindern.

1. Vermeidung einer Futterrehe

Zur Verhütung einer Futterrehe müssen folgende Punkte beachtet werden:

- Bedarfsgerechte Fütterung
- Vermeidung von Dickleibigkeit durch regelmäßige Bewegung
- Allmähliche Futterumstellung
- Gezieltes Weidemanagement

a) Futterbedarf und Futterumstellung

Die Fütterung eines Pferdes muss prinzipiell im richtigen Verhältnis zu seiner erbringenden Leistung und seiner Futterverwertung stehen. Das heißt, man muss den individuellen Futterbedarf eines jeden Pferdes genau berechnen. Beim Rehe vorgeschädigten Pferd dürfen Kraftfutter und Grünfutter beziehungsweise Silagen außerdem keine hohen Konzentrationen von Kohlenhydraten wie Stärke und Zucker sowie Eiweiß aufweisen.

Pferde, die einem mittleren bis hohen Leistungsniveau unterzogen werden, benötigen jedoch eine bestimmte Futtergrundlage. Die Frage erhebt sich, ob die notwendige Menge von Kohlenhydraten (Zucker und Stärke) und Proteinen nicht auch durch andere Komponenten besetzt werden können.

Hierbei bietet sich der Energielieferant »Fett« an. Fette haben seit einiger Zeit aufgrund ihres hohen Energiegehaltes Einzug in die Pferdefütterung gehalten und jeder Futtermittelhersteller bietet inzwischen mindestens ein fettreiches Mischfutterprodukt an. Die Verfütterung fettreicher Produkte ist allerdings nur durchführbar, wenn sie vom Pferd gefressen und gut verdaut werden. Das trifft bei Mischfuttermitteln zu, die bis zu 15 Prozent Fettanteile haben. Solche Fette sind Sojaöl, Fischöl, Leinöl und andere. Der Energiegehalt von Futterfetten wird von keinem anderen Futtermittel auch nur annähernd erreicht (Futterfette enthalten die dreifache Menge verdaulicher Energie wie Getreidefuttermittel) und bietet sich besonders bei Pferden mit hohem Leistungsniveau an. Und gerade dieser hohe Energiegehalt erlaubt es, die Getreidestärke zumindest teilweise zu ersetzen und die stärkebedingten Verdauungsstörungen sowie deren Folgewirkungen vorzubeugen.

Getreidesorten/ Pflanzenöl	Hafer	Gerste	Mais	Pflanzenöl
verdauliche Energie (MJ/kg)	11,50	12,80	13,60	36,10

Gehalt an verdaulicher Energie in Getreide und Pflanzenöl (Quelle DLG 1995)

Unter natürlichen Bedingungen nehmen Pferde nur geringe Mengen von Fett auf. Allerdings ist die hohe Verfütterung von Getreide – und damit in erster Linie von Stärke – als notwendiger Ausgleich für hohe Leistungen auch nicht als »natürlich« anzusehen. Der Punkt ist der, dass ein Pferd nur unzureichend solche Enzyme besitzt, die die Verdauung dieser Stärke im Dünndarm (Amylase) gewährleistet und damit der problematische Prozess im Dickdarm in Gang gesetzt wird, der u.a. eine Futterrehe auslöst. Diese Vorgänge entfallen beim (teilweise) Austauschen durch pflanzliche Fette als Energielieferant. Ein weiterer Vorteil ergibt sich, weil Futterfette so gut wie kein Eiweiß enthalten, was für die oftmals mit Eiweiß-Überschuss belasteten »Sportpferde« ebenfalls nachteilig sein kann.
Beim Ersetzen des Getreidefutters durch fetthaltiges Mischfutter muss jedoch für einen ausreichenden Rohfaserausgleich gesorgt werden, da Pflanzenöle keinerlei Rohfaser enthalten. Also sollte die Heu- und Futterstrohration entsprechend erhöht werden.
Zur Zeit werden in dieser Hinsicht viele Untersuchungen vorgenommen und einige Ergebnisse weisen auch auf **Nachteile** durch zu hohe Mengen von Pflanzenfett hin. So wird zum Beispiel auf einen erhöhten Blutzuckerspiegel und fettbedingte Erhöhungen des Glykogengehaltes in der Muskulatur beim Pferd verwiesen. Glykogen stellt den Speicher für Traubenzucker (=Glucose) im Muskel dar, welches als Reserve bei sportlichen Aktivitäten eine Rolle spielt.
Weitere Vorteile beim Ersetzen von Getreidestärke durch Pflanzenöl zeigten sich auch durch das äußere Erscheinungsbild sowie durch Verhaltensänderungen. Die untersuchten Pferde wiesen insgesamt ruhigere Verhaltensmuster (kaum Schreckhaftigkeit, weniger Vorwärtsdrang) auf. Außerdem verfügten die Pferde über

1. Vermeidung einer Futterrehe

Interessante Zusammenhänge zwischen Verfütterung von Pflanzenölen und Vorbeugung gegen Hufrehe zeigt eine Veröffentlichung des Albrecht-Daniel-Thaer-Institutes für Agrarwissenschaften e.V. an der veterinärmedizinischen Fakultät der Uni Leipzig (A. Zeyner):

»Ergebnisse zur **Beeinflussung des Immunstatus** *durch die Gabe so genannter Omega-3-Fettsäuren (aus Fisch- und Leinöl), wie sie von anderen Tierarten und vom Menschen bekannt sind, liegen für das Pferd erst in Ansätzen vor. Die Möglichkeit, Entzündungsprozesse innerhalb bestimmter Grenzen durch diese immunologisch potenten Fettsäuren zu regulieren, wurde trotz grundsätzlicher Zweifel prinzipiell auch für das Pferd an mehr oder weniger entzündungsfördernden Stoffwechselprodukten in Körperflüssigkeiten nachgewiesen. Ob und wenn ja mit welchem Erfolg ein solches »Runterregeln« von Entzündungsprozessen auch in der Fütterungspraxis Berücksichtigung finden kann, bleibt zu prüfen. Erste positive Tests zur Vorbeuge der Entstehung von Hufrehe liegen vor. Ein abschließendes Urteil sowie die Erarbeitung sicherer, praxisreifer Fütterungsempfehlungen stehen allerdings noch aus.«*
Aus: Tagungsband, 3. Pferde-Workshop »Grundfutter-Kraftfutter, ein Spannungsfeld«, Justus-Liebig-Schule Hannover, 2002

einen ausgeprägten Haarglanz und höhere Befruchtungsergebnisse.

Als nachteilig erwiesen sich dagegen überhöhte Fettgaben, weil unverdaute Fettrückstände im Dünndarm festgestellt wurden, die die Darmflora negativ beeinflussen. Weiterhin könnten sich im Darmkanal unlösliche Komplexe aus Kalzium- und Magnesium-Seifen bilden, was eine Unterversorgung von Kalzium und Magnesium nach sich ziehen kann.

Insgesamt gesehen muss beim Einsatz von Pflanzenfetten ein goldener Mittelweg eingeschlagen werden. Diesbezügliche Untersuchungen ergaben, dass 400 Gramm Fett pro Tag an Warmblutpferden oder ein Mischfutter mit 15 % Fett längerfristig ohne nachteilige Folgen sind.

Auch muss die Umstellung von vermehrt stärkehaltiger auf fetthaltige Kraftfuttermittel in kleinen Schritten erfolgen, wie auch grundsätzlich **jede Futterumstellung** allmählich und schrittweise durchgeführt werden muss!

b) Weidemanagement

Eine weitere vorbeugende Maßnahme gegen Futterrehe ist ein gutes und gezieltes **Weidemanagement**.
Dabei spielen folgende Faktoren eine entscheidende Rolle:
- die Wuchshöhe von Gräsern
- Auswahl von bestimmten Gras- und Kräuterarten bei der Ein- und Nachsaat

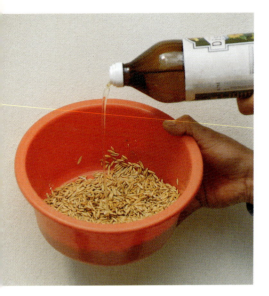

■ *Die Zugabe von Pflanzenöl muss etappenweise erfolgen.*

gen Anteil von Fruktan in den Gräsern entstehen lässt. Fruktane kommen in bestimmten Gräsern (besonders Weidelgras) in bedeutenden Konzentrationen vor. Ausgerechnet ist aber das Deutsche Weidelgras Hauptbestandteil von intensiv bewirtschafteten Weiden und Heuwiesen.

Besonders hoch ist der Fruktananteil bei ersten Aufwüchsen im Frühjahr, bei niedriger Stickstoffdüngung und bei kühlen Nachttemperaturen mit intensiver Sonneneinstrahlung am Tage.

- Weidedüngung
- das Wachstum der Gräser
- Weideeinteilung / Parzellen / Fresszeiten

Die folgenden Vorschläge für ein gezieltes Weidemanagement beziehen sich ausschließlich auf das Rehegeschehen und besitzen daher keine Allgemeingültigkeit.

Wie bereits erwähnt, ist bei der Entstehung von Hufrehe der erhöhte Fruktangehalt im Frischgras und Grassilagen verantwortlich. Aus diesem Grund müssen alle Faktoren ausgeschaltet werden, die einen übermäßi-

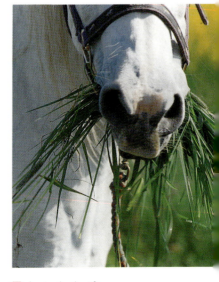

■ *Lust oder Last?*

1. Vermeidung einer Futterrehe

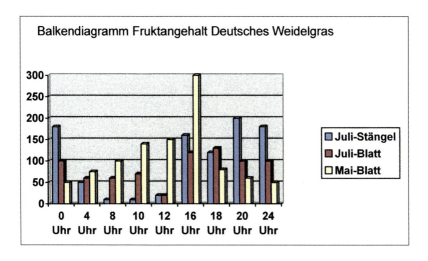

Mai: sonnig, maximal 28°C; Juli: kühl, regnerisch, maximal 19° C.
(Die Werte auf der senkrechten Achse sind Gramm pro Kilogramm Trockenmasse)
Fruktangehalte im Deutschen Weidelgras im Verlauf des Tages
bei unterschiedlichen Witterungsbedingungen (LONGLAND et alt., 1999)
Wie aus dem Diagramm zu entnehmen ist, besteht der höchste Fruktangehalt bei
Weidelgras im Mai (Blatt) um die Mittagszeit, sowie im Juli am Abend (Stängel).

Aufwuchs	Wiesenlieschgras			Wiesenrispengras				Welsches Weidelgras					
	1. Aufwuchs	2. Aufwuchs	3. Aufwuchs	1. Aufwuchs	2. Aufwuchs	3. Aufwuchs	4. Aufwuchs	1. Aufwuchs	2. Aufwuchs	3. Aufwuchs	4. Aufwuchs	5. Aufwuchs	6. Aufwuchs
WLK % in TM	14.6	7.0	9.2	18.9	8.2	7.3	3.6	21.5	13.6	14.9	12.0	5.0	12.8

Gehalt an wasserlöslichen Kohlenhydraten (WLK) verschiedener Gräserarten und Grasaufwüchse (Versuchsfeld Dasselbruch, LWK Hannover, 2001)

Aus diesen Werten der Tabelle auf Seite 123 unten geht hervor, dass der erste Aufwuchs im Frühjahr die höchsten wasserlöslichen Kohlenhydrate beziehungsweise Fruktan-Gehalte besitzt und noch einmal am Ende der Vegetationsperiode.

Die höchsten WLK- beziehungsweise Fruktangehalte finden sich im Welschen Weidelgras, besonders im ersten Aufwuchs. Interessant ist in der Standardmischung G I der Rückgang von WLK- beziehungsweise Fruktangehalten, wenn Straußgras (= »Wiesenfuchsschwanz«) zugemischt wird.

Bei Weidegrassilagen mit hohem Anwelkgrad sind ebenfalls große Mengen an »Restzuckern« vorhanden, die überwiegend aus Fruktan bestehen. Fruktane sind wasserlösliche, leicht vergärbare Kohlenhydrate. Sie sind die Speicherform der Assimilate in den Futtergräsern und befinden sich im Zellsaft der Stängel. Dagegen ist bei kleeartigen Gräsern die Stärke Speicherform der Assimilate. Die so genannten wasserlöslichen Kohlenhydrate (WLK) bestehen bei den Futtergräsern mindestens zu 50 % aus Fruktanen, die andere Hälfte aus anderen

Gräsermischungen	WLK % in TM	Aufwuchs
Standardmischung G I für Grünland (hoher Anteil Wiesenschwingel)	8.80	1. Aufwuchs
Standardmischung G I für Grünland (hoher Anteil Wiesenschwingel und Wiesenfuchsschwanz (Straußgras) 1 kg/ha)	8.30	1. Aufwuchs
Standardmischung G I für Grünland (hoher Anteil Wiesenschwingel und Wiesenfuchsschwanz (Straußgras) 2 kg/ha)	7.50	1. Aufwuchs
Standardmischung G II für Grünland	12.70 - 14.20	1. Aufwuchs
Kleve-Kellen Mischung	8.50	1. Aufwuchs
Kräuter-Mischung	9.30	1. Aufwuchs

Gehalt an wasserlöslichen Kohlenhydraten (WLK) verschiedener Gräsermischungen (Versuchsfeld Dasselbruch, LWK Hannover, 2001)

1. Vermeidung einer Futterrehe

Zuckern (zum Beispiel Traubenzucker) und Stärke. Je höher der WLK-Gehalt, umso größer ist auch der Anteil aus Fruktanen. Die folgende Tabelle gibt eine Übersicht der Anteile wasserlöslicher Kohlenhydrate (WLK) verschiedener Gräser.

Aus der Tabelle wird unter anderem sichtbar, dass die für Grassilagen hauptsächlich verwendeten Weidelgräser die beträchtlichsten Gehalte an WLK beziehungsweise Fruktan besitzen. Die auf Pferdeweiden weniger verbreiteten Gräser wie Knaulgras, Wiesenlieschgras, Wiesenschwingel und Wiesenrispe weisen geringere WLK-Anteile auf.

Die nächste Tabelle (Seite 126) gibt Aufschluss über die WLK- beziehungsweise Fruktan-Gehalte verschiedener Gräser in Bezug auf ihren Aufwuchs.

Grasart/ Aufwuchs	Wuchstyp	WLK %, Trockenmasse (Zucker)	Fruktangehalt % in Trockenmasse
Deutsches Weidelgras	Untergras	15.5	11.6
Welsches Weidelgras	Obergras	19.0	14.2
Knaulgras	Obergras	9.5	7.1
Wiesenlieschgras	Obergras	7.5	5.6
Wiesenschwingel	Obergras	9.0	4.5
Wiesenrispe	Untergras	8.0	6.0
natürliches Grünland erster Aufwuchs	*	11.5	8.6
natürliches Grünland Folgeaufwüchse	*	9.0	6.8

*Tabelle nach Weissbach 1977, überarbeitet durch von Borstel 2002.
Gehalte verschiedener Gräserarten an wasserlöslichen Kohlenhydraten (WLK).*

Ansaatmischungen für Pferdeweiden: **Standardmischung G I:** 10 % Weidelgras, 47 % Wiesenschwingel, 43 % Wiesenlieschgras, Wiesenrispe und Rotschwingel
Standardmischung G II: 47 % Weidelgras, 20 % Wiesenschwingel, 33 % Wiesenlieschgras, Wiesenrispe und Rotschwingel
Knaulgrasmischung: 17 % Wiesenlieschgras, 10 % Wiesenrispe, 23 % Rotschwingel, 40 % Knaulgras, 10 % Weißklee
Wiesenfuchsschwanzmischung: 32 % Wiesenschwingel, 17 % Wiesenlieschgras, 11 % Wiesenrispe, 17 % Rotschwingel, 3 % Weißes Straußgras, 9 % Wiesenfuchsschwanz, 11 % Weißklee

Zu empfehlen sind Knaulgras- und Wiesenfuchsschwanzmischungen, allerdings ohne Weißklee-Anteile, während die Standardmischungen G I und G II abzulehnen sind.

Der Fruktangehalt wird neben den verschiedenen Gräser-Mischungen aber auch durch die Art der Bewirtschaftung von Wiesen beziehungsweise Pferdeweiden beeinflusst, wie die folgende Tabelle zeigt (nächste Seite).

Zusammenfassend kann gesagt werden, dass bei einer Neueinsaat beziehungsweise Nachsaat von Pferdeweiden auf die Zusammensetzung des Mischgutes zu achten ist. Es sollte möglichst kein Weidelgras oder Weißklee enthalten. Bei bestehenden Weiden können besonders die kleeartigen Gräser durch eine stickstoffreiche Düngung unterdrückt sowie der Wuchs der anderen Gräser gefördert werden, was den Anteil des Fruktans verringert. Die Stickstoffdüngung sollte möglichst auf die Vegetationszeit verteilt werden, beginnend im April zum Beispiel durch Kalkammonsalpeter (60 bis 120 kg pro Hektar), Anfang Juni und Anfang August je mit Chilesalpeter (25 pro Hektar). Im Herbst kann noch einmal Kalkstickstoff verbracht werden, um Schadpflanzen zu unterdrücken.

Eine alleinige Düngung mit Phosphor oder Kalium fördert das Wachstum der Kleeartigen und ist daher abzulehnen.

Saure Böden (alle drei bis vier Jahre Bodenproben ziehen!) können mit

1. Vermeidung einer Futterrehe

Einfluss von klimatische Faktoren, Bewirtschaftung und Düngung auf die Hufrehegefahr

klimatische Faktoren, Bewirtschaftung, Düngung	Wachstum der Gräser	Auswirkungen auf das Pferd
frostiger und sonniger Morgen, Nachtfrost	hohe Energieproduktion, erhebliche Speicherung von Fruktan, geringes Wachstum	hohe Hufrehegefahr
keine Sonne (bedeckter Himmel), kein Frost (> 6° C)	geringe Energieproduktion, kaum Speicherung von Fruktan, normales Wachstum	geringe Hufrehegefahr
wärmere Temperaturen, bedeckt, ausreichende Feuchtigkeit	geringe Energieproduktion, erhöhtes Wachstum, Abbau der Fruktanspeicher	abnehmende Hufrehegefahr
frisch gemähte beziehungsweise abgeweidete Flächen	Hauptspeicherung der Fruktane in den unteren Stängeln beziehungsweise Halmabschnitten (nicht Blätter)	erhöhte Hufrehegefahr, verstärkter Fraß der unteren Halmabschnitte, Aufnahme erhöhter Fruktanmengen,
Erhöhung stickstoffreicher Düngung	*	abnehmende Hufrehegefahr

kalkhaltigem Stickstoffdünger im Herbst oder Frühwinter behandelt werden (10-15 dz pro Hektar).
Zum Weidemanagement gehört ferner, dass insbesondere Rehe vorbelastete Pferde nicht unbegrenzt Zugang zum Frischgras haben dürfen. Das bedingt die Einschränkung der Fresszeiten auf wenige Stunden täglich. Auch muss die Weide in einzelne Parzellen unterteilt werden. Am besten steckt man mittels eines mobilen Elektrozauns kontrolliert die Weide ab und setzt diesen Zaun kontinuierlich weiter, wobei abgegraste Flächen wieder nachwachsen müssen.
Wo eine Separierung des Pferdes oder eine Einschränkung der Weidezeit nicht durchführbar ist, empfiehlt sich der Einsatz eines Pferdemaulkorbes als »Fressbremse«. Allerdings müssen solche Maulkörbe exakt und individuell angepasst und mit speziell entwickelten Halftern fixiert werden. Der Maulkorb muss so fest sitzen, dass er einerseits nicht auf die empfindliche

Oberlippe drückt, andererseits aber nicht verrutschen oder gar abgestreift werden kann.

Bewährt hat sich die Maulkorb-Halfter-Kombination der Firma »Greenguard«, die es in vier Größen gibt und die man über den fs-Medienshop bestellen kann.

> **Wichtig:**
> Bei Weidegang muss für einen ausreichenden Rohfaserausgleich durch Heu und Futterstroh gesorgt werden (**vor** dem Weidegang geben!)

2. Verhütung einer Geburtsrehe

a) Hygienemaßnahmen

Zu den Hygienemaßnahmen gehören:
- Vor der Geburt den Schweif im Ansatzbereich bis zum Ende der Schweifrute sauber einwickeln. Am besten eignen sich Bandagen (nicht zu fest!). Damit wird verhindert, dass die an den Schweifhaaren befindlichen Krankheitserreger nicht durch die Haare in den Scheiden-Vulvabereich gelangen.
- Der gesamte Vulvabereich ist ebenfalls mit sauberem und warmen Wasser zu reinigen.
- Die Box ist sorgfältig zu säubern, zu entmisten und mit sauberem, schimmelfreien Stroh einzustreuen. Der Untergrund ist jedoch so zu gestalten, dass die Stute beim wiederholten Hinlegen und Aufstehen nicht ausrutscht (Unterschicht aus Sägespänen oder ähnlichem.)

b) Wichtige Überwachungsmaßnahmen im Hinblick auf die Nachgeburtsverhaltung

Die Fohlengeburt dauert von wenigen Minuten bis zu einer halben Stunde. Das Fohlen ist dann von allen Eihäuten befreit und die Nabelschnur gerissen. Die Hüllen des Fohlens, jetzt Nachgeburt genannt, lösen sich von der Gebärmutter und werden durch die Nachwehen aus der Stute befördert. Dieser Vorgang dauert circa 20-90 Minuten. Dabei befindet sich die Nachgeburt zwischen den Hinterbeinen der Stute.

Wichtig ist jedoch, dass sich die Nachgeburt ohne äußere Gewalteinwirkung, also von innen heraus, löst, damit keinerlei Gewebefetzen in der Gebärmutter verbleiben. Unter Umständen fühlt sich die Stute jedoch durch die pendelnde Nachgeburt gestört und versucht durch Abwehrbewegungen mit den Hinterbeinen diese abzutreten. Das muss jedoch verhindert werden. Man kann die Nachgeburt in diesem Fall hochbinden oder, zur Not, auch einknoten. Wichtig ist aber, keinerlei Zug auszuwirken!

Die abgegangene Nachgeburt sollte zur Besichtigung durch einen Tierarzt aufbewahrt werden. Die Geburtsüberwachung ist also aus folgenden Gründen besonders für das Rehegeschehen wichtig:

2. Verhütung einer Geburtsrehe

1. Bestimmung der Zeit zwischen Geburt und Nachgeburtsabgang, beziehungsweise Nichtabgang
2. Möglichst rasches Sicherstellen der abgegangenen Nachgeburt um deren Vollständigkeit zu erhalten. (Unruhige Stuten können die Nachgeburt relativ leicht in der Einstreu zertreten und somit ist keine Aussage über deren Vollständigkeit möglich)
3. Das Aufbewahren der Nachgeburt sollte an einem Ort geschehen, zu dem andere Tiere, zum Beispiel Katzen oder Hunde keinen Zugriff haben, um ein Annagen zu verhindern.

Der zugezogene Tierarzt wird die Nachgeburt dann auf dem Boden oder an einem anderen geeigneten Platz ausbreiten und auf ihre Vollständigkeit überprüfen. Besonderes Augenmerk richtet sich dabei auf die Enden der Eihüllen.

c) Abläufe der Nachgeburtsverhaltung, beziehungsweise dem unvollständigen Abgehen der Nachgeburt im Hinblick auf das Rehegeschehen

Während der Geburt weiten sich naturgemäß die Geburtswege und öffnen sich somit nach außen. Damit können sich Außenkeime leichter Zugang verschaffen, als es sonst möglich ist. Das Gewebe der Eihüllen ist leicht zersetzbar und mit allen Nährstoffen – die Bakterien benötigen reichlich – ausgestattet. Verbleiben also Teile der Nachgeburt in der Gebärmutter, mit einem idealen Milieu für Infektionen, kommt es rasch zu eitrigen Entzündungen. Da die Gebärmutter zu diesem Zeitpunkt noch mit einer ausgesprochen guten Blutversorgung versehen ist, werden die Keime, beziehungsweise deren Endotoxine (siehe Kapitel Futterrehe!) schnell in den Organismus der Stute geschleust und es kommt zu den bereits erwähnten Mechanismen und der Hufrehe.

d) Hinweise auf eine Nachgeburtsverhaltung und was ist zu tun?

Sollte der zugezogene Tierarzt Bedenken hinsichtlich der Vollständigkeit der Nachgeburt äußern, dann muss in jedem Fall für mindestens drei Tage eine

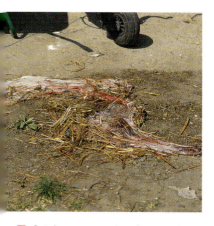

■ *Bei dieser unzweckmäßig ausgelegten Plazenta lassen sich nicht alle Teile eindeutig erkennen.*

Temperaturkontrolle der Stute erfolgen. Die Körpertemperatur sollte dabei 38,0-38,2 Grad Celsius nicht übersteigen. Sobald eine Erhöhung festgestellt werden sollte, muss sofort ein Tierarzt zugezogen werden, damit durch Spülungen eine Reinigung der Gebärmutter erfolgt. Zusätzlich kann und sollte auch meist antibiotische Abdeckung über Injektionen erfolgen.

Weiterhin muss ohnehin nach der Geburt für einige Tage die Stute überwacht werden um zu kontrollieren, ob sich Ausfluss aus der Gebärmutter zeigt. Sollte das der Fall sein, sollte auch in jeden Fall ein Tierarzt zur Kontrolle hinzugezogen werden.

Generell gilt (nicht nur im Hufrehegeschehen!):
- Überlastung von Pferden vermeiden.
- Behandeln von Lahmheiten an anderen Gliedmaßen, gegebenenfalls Schmerzmittel geben und darauf achten, dass das Pferd die Vorderhufe nicht übermäßig belastet (gegebenenfalls Vorderbeine bandagieren).
- Pferde nicht zu lange an einer Stelle stehen lassen (zum Beispiel beim Transport).
- Pferde mit hartem Beschlag nicht übermäßig auf harten Böden bewegen.
- Korrekte Barhufbearbeitung.
- Paddock- und Boxenböden sollten elastisch und weich sein.

> **Beachte:**
> *Erst nach ein bis zwei Tagen werden Symptome der Störung sichtbar, dann ist das Infektionsgeschehen jedoch leider schon im vollem Gang und äußerst besorgniserregend.*

3. Vermeidung einer Belastungsrehe

Wie bereits im Kapitel Hufrehearten beschrieben, kann eine Hufrehe auch durch traumatische Vorgänge ausgelöst werden wie zum Beispiel durch mechanische Beanspruchungen, durch langes Laufen auf hartem Boden, durch ständiges Stehen oder infolge einer starken Lahmheit einer Gliedmaße.

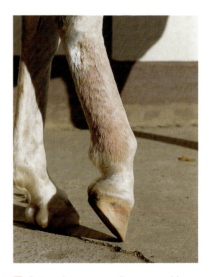

■ *Beinverletzungen sollte man in Hinsicht auf eine mögliche Belastungsrehe schnell und umfassend behandeln.*

3. Vermeidung einer Belastungsrehe

Darüber hinaus gibt es inzwischen eine ganze Reihe moderner Hufschutz-Vorrichtungen, die die Hufe durch ihre dämpfungswirkenden Materialien aus Kunststoff vor traumatischen Einflüssen schützen, wie zum Beispiel Kunststoff-Beschläge, klebbare oder anschnallbare Hufschuhe.

Dämpfungswirkung von Hufschuhen und Kunststoff-»Eisen«

Allgemein versteht man unter Dämpfungswirkung die Minderung des Schlaggewichtes beim Aufeinandertreffen zweier Körper aufgrund plastischer und elastischer Verformungen. Beim Auffußen des Hufes auf den Boden sind dies:

- elastische Verformungen im Huf infolge eines voll funktionierenden Hufmechanismus,
- elastische und plastische Verformungen des Untergrundes beziehungsweise der Bodenfläche (zum Beispiel Grasboden, Sandboden) und
- die elastische Verformung der Hufschuhsohle beim Tragen von Hufschuhen beziehungsweise des Kunststoffbeschlages.

Der ungünstigste Fall hinsichtlich der Schlagwirkung ist das Auftreffen des beschlagenen Hufes auf Asphalt (höchste Schlagwirkung). Untersuchungen mit dem so genannten »Rückprallhammer« (Gerät aus dem Bauwesen: Der

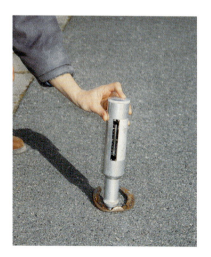 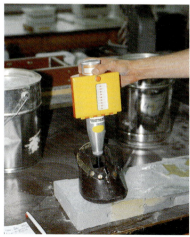

■ *Beim Dämpfungstest mit dem Rückprallhammer konnte bei Hufeisen auf Asphalt (linkes Foto) im Mittel eine dreifache Schlagwirkung gegenüber der bei Hufschuh auf hartem Untergrund (rechtes Foto) nachgewiesen werden.*

Rückprallhammer misst die elastische Verformbarkeit von Prüfkörpern) haben eine im Mittel 3-fache Dämpfungswirkung bei der Verwendung von Hufschuhen und Kunststoff-Beschlägen auf hartem Untergrund ergeben. Eine entsprechende Minderung der weiterleitenden Stöße beziehungsweise Kräfte auf Huf-, Kron- und Vorderfußwurzelgelenke (Sprunggelenke) sowie die Beanspruchungen an Sehnen und Muskeln muss somit angenommen werden.

Wie bereits im Abschnitt »Sofortmaßnahmen« kurz beschrieben, können Hufschuhe im akuten Hufrehegeschehen sowohl in der Rekonvaleszenz bei leichter Bewegung wie auch für medizinische Anwendungen verwendet werden.

Als Vorbeugemaßnahme und besonders nach einer erfolgreich überstandenen Hufrehe eignen sich sowohl der temporäre Schutz durch anschnallbare Hufschuhe wie auch der dauerhafte Schutz durch geklebte Hufschuhe oder genagelte Kunststoff-Beschläge. Es gibt mehrere Hufschuh-Hersteller und unterschiedliche Größen von sieben Zentimeter Hufbreite (Ponys) bis 16 Zentimeter (Großpferde). Inzwischen haben sich auch Halt und Sitz von Hufschuhen sowie ihre Handhabung verbessert beziehungsweise vereinfacht. Die höchste Dämpfungswirkung besitzt der Schweizer Hufschuh »Swiss-Horse-Boot« sowie der »Marquis-Supergrip«, beide über den Fachhandel erhältlich.

Auch die klebbaren Hufschuhe sind Dank immer besser werdender Kleber auf Mehrkomponentenbasis weiterentwickelt worden und halten jetzt ohne Probleme mindestens ein »Beschlagsintervall« lang.

Eine sehr breite Palette gibt es inzwischen bei den Kunststoff-Beschlägen. Ihr Halt und Verschleiß sind im Lauf der Jahre ebenfalls ständig weiter verbessert worden. Auch die Zahl der Huf-Fachleute, die das Aufbringen beherrschen, hat durch die inzwischen zahlreichen Huf-Schulen und Huf-Akademien ständig zugenommen, so dass mittlerweile überall ein solcher Fachmann ansässig ist. Die Vorteile der Kunststoff-Beschläge gegenüber den konventionellen Eisenbeschlägen bestehen in ihrer dämpfenden Wirkung beim Laufen auf harten Böden sowie in dem weitgehend erhalten bleibenden Hufmechanismus aufgrund des flexiblen Materials und der kleinen Nägel, die beim Kunststoffbeschlag verwendet werden.

4. Verhütung von Vergiftungs- und Medikamentenrehe

Zur Verhütung einer Vergiftungsrehe müssen alle eventuell in Verdacht stehenden Auslöser im Stall, auf dem Paddock und den Weiden entfernt werden. Solche können Pilzgifte, Giftpflan-

4. Verhütung von Vergiftungs- und Medikamentenrehe

zen aber auch Pestizide, Fungizide und Herbizide sein.

Auch besteht ein Zusammenhang von Hufrehe und Medikamenten bei Langzeit-Kortisonen, besonders durch Überdosierungen.

Inzwischen ist man sich einig, dass Kortison im letzten Abschnitt einer Trächtigkeit, bei Knochenschwund (Osteoporose) und Zuckerkrankheiten (Diabetes) nicht mehr verabreicht werden darf. Darüber hinaus aber dürfen auch keine Kortisonpräparate bei Hufrehe angewendet werden, auch wenn einige Hersteller das ausdrücklich in den Beipackzetteln empfehlen. So ist es vorgekommen, dass Pferdebesitzer zwei Tierärzte hintereinander für ihr Pferd hinzuzogen, die beide Kortison gespritzt haben, was eine Überdosierung zum Beispiel des Glukokortikoides Triamcinolon zur Folge hatte und diese Pferde Hufrehe bekamen. Der amerikanische Pharmakologe Michael Ball fand heraus, dass bei einzelnen Pferden schon ein schwaches Kortikosteroid Hufrehe begünstigen kann. Allerdings haben Studien gezeigt, dass man mit vernünftigen therapeutischen Dosierungen praktisch keine Rehe auslösen kann.

Hat man sein Pferd in einem Stall stehen und ist einige Zeit nicht da (zum Beispiel durch Urlaub), sollte man seinem Vertreter sowie dem Tierarzt rechtzeitig Bescheid geben, im Notfall vorsichtig mit Kortison-Verabreichungen umzugehen. Auch ein Hinweis auf dem Stallschild und eine Eintragung in den Pferdepass sind hilfreich.

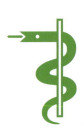

VII. HEILUNGSCHANCEN, KOSTEN, TIERSCHUTZ UND DIE PSYCHISCHE BELASTUNG DER PFERDEBESITZER

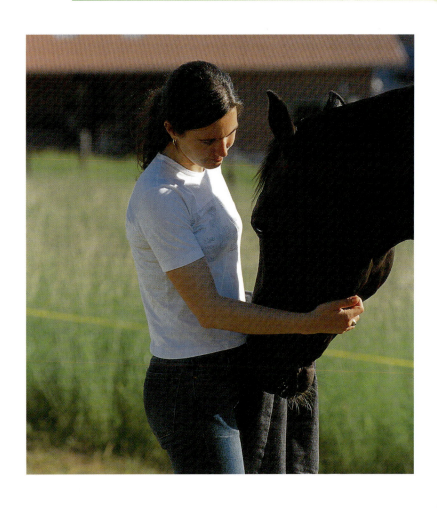

1. Die Chance auf Heilung

Bis auf die wenigen akuten Hufrehefälle, die – bedingt durch alle möglichen Soforthilfemaßnahmen – bereits innerhalb kürzester Zeit austherapiert werden können, sind bei allen anderen, chronischen Rehefällen (Kategorie II bis IV) mehrere Sachlagen zu bedenken, die die Chance auf eine wirkliche Heilung eingrenzen. Im Verlauf einer Hufrehe müssen der/die Pferdebesitzer die Situation und den Zustand des Pferdes regelmäßig in zeitlichen Abständen kritisch reflektieren.

Im ständigen »Auf und Ab« eines Hufrehe-Verlaufes kann sich bei den Pferdebesitzern eine Art »Tunnelblick« einstellen, der nicht selten eine realistische Einschätzung der Situation vernebelt. Letztlich aber sind der Tierarzt und der Hufschmied die entscheidenden Ratgeber, wobei aber zu berücksichtigen ist, dass diese immer nur kurz das betroffene Pferd behandeln beziehungsweise bearbeiten und somit auch keine Gesamtübersicht besitzen können. Außerdem kann man im Interesse seines Pferdes in entscheidenden Situationen durchaus einen zweiten Tierarzt beziehungsweise Huffachmann zu Rate ziehen, die einem in dieser Frage weiterhelfen. Auch stoßen im längeren Verlauf einer Hufrehe die Besitzer nicht selten auf »Leidensgenossen«, die sich ebenfalls mit der Erkrankung konfrontiert sahen. Aus diesen Kontakten ergeben sich nicht nur neue Eindrücke und Erkenntnisse, sondern auch wichtige Infos über Tierärzte, Kliniken und Hufschmiede, die viel Erfahrung mit Hufrehe zu verzeichnen haben und enorm weiterhelfen können. Vorsicht sollte man hingegen bei angeblichen »Spezialisten« walten lassen, die sich selbst so nennen, hundertprozentige Erfolgsaussichten garantieren und regelmäßig in verschiedenen Pferdefachzeitschriften inserieren. Dies ist kein Strohhalm, an den man sich klammern kann!

Bei der Beurteilung hinsichtlich eines möglichen Therapieerfolgs oder auch Misserfolgs sollte man sich lieber auf konkrete, sicht- und messbare Zeichen verlassen:

- Wie entwickelt sich das Schmerzgeschehen sowie das äußere und innere Erscheinungsbild des Rehepferdes?
- Wie stark und wie oft ist die Art und Anzahl von »Reheschüben«?
- Wie entwickelt sich das Huf- und Narbenhorn des Pferdes?
- Bei scheinbar ausgeheilter Rehe muss auch das Gangvermögen des Pferdes ins Auge gefasst werden: Wie war das Gangvermögen (besonders im Trab) vorher? Raumgreifend und schwebend? Ist der Trab jetzt kurz und abgehackt?
- Wie ist die Belastbarkeit des ausgeheilten Rehepferdes hinsichtlich

Leistungssport oder Freizeitreiten einzuordnen?

Alle diese Fragen sollte man sich in regelmäßigen Abständen stellen, um die Chance auf eine wirkliche Genesung abzuklären.

Entgegen anderslautenden Meinungen kann nach einer Hufbeinsenkung beziehungsweise Rotation durch richtige Hufbearbeitung das Hufbein durchaus wieder seine (fast) ursprüngliche Lage einnehmen. Eine Veröffentlichung nennt sogar konkrete Zahlen bei der Veränderung des Winkels zwischen Hufbein und Hufaußenwand. So seien bei Hufbeinrotationen bis 6° gute Aussichten, bei 6° bis 12° mittlere und bei über 12° schlechte Aussichten auf einen Heilungserfolg gegeben. Dieser Einschätzung muss entgegen gehalten werden, dass auch schwere Hufrehefälle geheilt werden können, wie viele auch in diesem Buch vorgestellte Fallbeispiele beweisen.

Ein weiterer Indikator für einen chancenreichen Heilungserfolg ist das herauswachsende Narbenhorn im Bereich der weißen Linie. Narbenhorn ersetzt die zerrissene Huflederhaut. Wenn die zerstörte und oftmals übel riechende Huflederhaut nach und nach beim Abraspeln der Zehe (= frei schwebende Zehe) geringer wird und schließlich verschwindet, ist die Hufrehe zunächst einmal überstanden und das Hufbein nahezu wieder an seinem Platz.

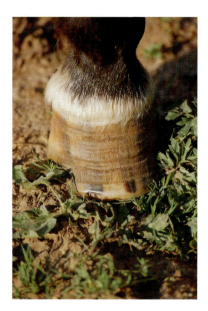

■ *Chronischer Rehehuf eines Ponys: die Schäden der Rehe sind weitgehend herausgewachsen.*

Wurde eine Hufrehe erfolgreich ausgeheilt, müssen alle genannten Vorbeugemaßnahmen eingehalten werden. Nur so lässt sich ein langer Heilungsverlauf erfolgreich beenden, ohne dass er am Ende zu einem Misserfolg wird.

2. Kosten

Um es vorweg zu nehmen: die Therapie einer chronischen Hufrehe verursacht erhebliche Kosten. Hierbei sind insbesondere die Tierarztkosten und die Kosten für die Hufbearbeitung zu nennen, da die Bearbeitung der Hufe in kürzeren Intervallen erfolgen muss als bei einem gesunden Huf. Je länger eine Hufrehe therapiert werden muss, umso höher sind dann auch die Folgekosten bei chronischer Hufrehe. Weitere Kosten ergeben sich oft durch die Umstellung des Hufschutzes, die Gestaltung des Umfeldes, der Gewohnheiten sowie der Fütterung. Eingespart werden können Kosten durch vermehrte Eigeninitiative oder durch eine Fortbeziehungsweise Weiterbildung des Pferdebesitzers zum Beispiel an Hufkursen, um vielleicht einmal selbst in der Lage zu sein, zwischendurch die Rehehufe mit der Huffeile zu bearbeiten.

3. Tierschutz

Die im Deutschen Bundestag vertretenen politischen Parteien haben sich im Frühjahr 2002 endlich und einstimmig zu einer Aufnahme des Tierschutzes in das Grundgesetz durchgerungen. Was in vielen Ländern Europas schon seit langem Bestand hat, gilt jetzt auch in Deutschland. Kernpunkt der Gesetzesänderung ist, dass das Tier keine Sache mehr ist, über die jeder Mensch mehr oder weniger frei entscheiden konnte, sondern dass es jetzt als fühlendes Lebewesen über wesentlich mehr »Rechte« verfügt. Alles in allem eine begrüßenswerte Entwicklung. Gleichzeitig nahmen, wie aus einer Studie des Bundesministeriums für Verbraucherschutz zu entnehmen ist, die Anzeigen wegen Tierquälerei um fast das vierfache zu, was ebenfalls sehr positiv ist. Diese Entwicklung hat aber auch eine Kehrseite. So sind den Autoren eine Reihe von Fällen bekannt, in denen auch Pferdebesitzer von Rehepferden wegen Tierquälerei angezeigt wurden, meist von anderen Pferdeeinstellern, einmal sogar vom Stallbetreiber. Um es kurz zu machen: in allen Fällen wurden die Anzeigen als haltlos eingestuft, allerdings nur durch den Einsatz der behandelnden Tierärzte und Hufschmiede beziehungsweise Hufpraktiker bei den zuständigen Amtstierärzten.

Oftmals weichen die Einstellungen und Ansichten anderer Pferdebesitzer von einer realistischen Einschätzung der Lage in erheblichem Maße ab. Ingesamt bleibt bei solchen Geschehnissen ein bitterer Nachgeschmack bei den betroffenen Pferdebesitzern zurück.

4. Die psychische Belastung des/der Pferdebesitzer

Abschließend möchten wir noch einige Worte an die Besitzer von Rehepferden richten. Ohne Zweifel schlagen die Leiden des Rehepferdes einem feinfühligen Pferdebesitzer auf Dauer erheblich auf die Psyche. Er beziehungsweise sie stehen ständig unter

Druck, es können sich sogar Depressionen entwickeln, andere wichtige Dinge werden vernachlässigt. Ohne aufmunternden Zuspruch von außen ist das alles kaum auszuhalten.

Wichtig ist, die inneren Kräfte in dieser Phase zu sammeln und zu kanalisieren, damit durchgehalten werden kann. In Partnerbeziehungen ist es sehr wichtig, ständig miteinander zu sprechen, die Gedanken auszutauschen, sich gegenseitig aufzurichten. Gegenseitige Vorwürfe sind in der Regel nicht nur unbegründet, sondern auch sinnlos, weil sie dem Pferd nicht helfen. Entstehende Aggressionen müssen ausgelebt und nicht totgeschwiegen beziehungsweise in »sich hinein gefressen« werden. Nur so kann diese Belastung auf Dauer in erträglichem Maß gehalten werden.

5. Die »letzte Entscheidung«

Haben sich Pferdebesitzer, Tierarzt und Huffachmann schweren Herzens ob der Chancenlosigkeit eines Rehepferdes zur »letzten Entscheidung« durchgerungen, spielen wiederum realistische Überlegungen über das wie und wo die entscheidende Rolle. Es kann hierzu keine Empfehlung gegeben werden. Jeder Pferdebesitzer muss das mit sich selbst ausmachen.

Die psychische Belastung des/der Pferdebesitzer

Eine sehr einfühlsame Beschreibung für den »richtigen Zeitpunkt« äußert Lothar Meinen in einem Leserbrief der Zeitschrift »Freizeit im Sattel« (6/98):

Die Verantwortung, den richtigen Zeitpunkt für den Tod seines Pferdes zu bestimmen, ist sehr groß. Wichtig für unsere Entscheidung muss sein, dass das Tier im Mittelpunkt steht (weil es das Wesen ist, das geht) und nicht der Mensch. Es ist schwer, loszulassen, doch wir haben die Pflicht, unser Pferd in Liebe gehen zu lassen, darauf hat es ein Recht.

Ein Tier hat keine Angst vor dem Tod; vielmehr erschweren wir Menschen es ihm, gehen zu können. Ein Tier lässt es einen sehen, wenn sein Zeitpunkt da ist: Der Blick seiner Augen verändert sich, geht »in die Ferne«, dann ist das Tier innerlich bereit, zu gehen.

Ich würde immer (und habe es auch schon getan) die Euthanasie durch den Tierarzt wählen und das Tier an dem Ort einschlafen lassen, wo es gelebt hat. Wer mit seinem Tier (so) lange zusammengelebt hat, ist verpflichtet mit Aufrichtigkeit, Liebe und Respekt bis zur letzten Sekunde bei ihm zu bleiben, ihm in Gedanken oder mit Worten und Gesten nah zu sein, ihm seine Würde zu lassen – alles andere wäre Verrat an seiner Seele. Diese Erfahrung bedeutet für uns Menschen auch ein Bewusstseinswachstum.

Ein Tier, in diesem Falle ein Pferd, fühlt alles, kann unsere Gedanken lesen. Es ist immer deutlich und klar und mit dieser Deutlichkeit und Klarheit sollten auch wir ihm begegnen, denn ein Tier fühlt es doch! Als Mensch ist man nackt vor ihm, kann nichts verbergen oder beschönigen. Genau diese Sensibilität wird jedem Pferd zugesprochen, wenn es gesund ist – zu Recht. Ist es aber krank oder alt und der Zeitpunkt kommt, es töten lassen zu müssen, sprechen wir ihm diese Eigenschaft ab. Aber ein Pferd spürt (»riecht«) immer den Tod und weiß darum. Man kann nicht sagen »er war ruhig und gelassen, hat nichts gemerkt« – wie ignorant sind die Menschen eigentlich? Pferde sind hoch stehende Wesen. Sie können sich – mit gigantischer Märtyrerschaft – einer Situation hingeben, was jedoch nicht bedeutet, dass sie nicht exakt wissen, was passiert – etwa im Schlachthof.

Meine Erfahrung: Viele Pferdebesitzer wissen noch viel zu wenig vom Innenleben ihres Tieres. Pferde haben uns mehr zu sagen, als wir denken.

Lexikon der Fachbegriffe

Aderlass
Im Altertum und Mittelalter eingesetzte Heilmethode (Schnittöffnung der Vene). In der Humanmedizin wird der Aderlass, auch Venenpunktion genannt, heute noch angewendet bei Eisenmangel im Blut, bei Störungen des Porphyrinstoffwechsels, bei Lungenödem und als Austauschfunktion (Transfusion).

Amylase
Ein in Pflanzen und der Bauchspeicheldrüse vorkommendes Enzym. »Entschlichtungsmittel«; Abbau von Stärke und Glycogen

Antimon
Halbmetall der 5. Hauptgruppe des Periodensystems. Tritt in zwei Modifikationen auf, graues Antimon als silberweißes, sprödes, pulvriges Metall oder schwarzes Antimon, amorph. Ähnlich toxisch wie Arsenverbindungen. Anwendung als anorganische Salze im Mittelalter bei versch. Indikationen, heute als Chemotherapeutika bei Tropenkrankheiten, Neurosen, Haut- und Herzkrankheiten. Schon seit 2500 v. Chr. bekannt bei Babyloniern, Ägyptern und Chinesen.

Assimilation, Assimilate
Die Umwandlung des von einem Lebewesen aufgenommenen Nahrungsstoffs, besonders bei Pflanzen die Überführung von Anorganischem ins Organische. Der wichtigste Fall der pflanzlichen Assimilation ist die Kohlenstoff-Assimilation. Hierbei werden aus dem Kohlendioxyd der Luft unter Hinzunahme von Wasser und Abscheidung von Sauerstoff Zucker oder Stärke als Assimilate gebildet.
Fruktane (wasserlösliche, leicht vergärbare Kohlenhydrate) sind die Speicherform der Assimilate in den Futtergräsern und befinden sich im Zellsaft der Stängel. Dagegen ist die Speicherform der Assimilate bei kleeartigen Gräsern die Stärke.

Chloroplasten
In Pflanzenzellen vorhandene kugelig-abgeplattete Farbstoffträger, die das Chlorophyll binden

Depotkortikoide
Erfolgt durch parallele Anwendung von chemisch oder physikalisch modifizierten und dadurch langsamer resorbierbaren Wirkstoffen (=Depotarzneiformen, Retardarzneiformen)

Eiweißstoffe / Proteine
Vorkommen in Getreide, Grünfutter, Silagen und Zusatzfuttermitteln. Eiweiß dient vornehmlich als Baustoff, aber auch als Brennstoff. Er wird in Form von Aminosäuren aufgenommen.

Empirisch
Erprobt, erfahrungsgemäß

Endotoxine
Die Aufnahme einer großen Menge an Kohlenhydraten (aus Getreide) verändert nachweislich die Bakterienflora im Zäkum. Es kommt zu einer Zunahme der milchsäureproduzierenden Bakterien (Lactobacillus und Streptococcus). Die Zunahme der Milchsäure und der Abfall des pH-Wertes schädigen die Zellwände der grammnegativen Bakterien, wodurch **Endotoxine** freigesetzt werden, in das Blutgefäßsystem übergehen und Hufrehe auslösen kann.

Enzyme
(Fermente) In der lebende Zelle erzeugte besondere Eiweißstoffe mit spezifischen Wirkgruppen, die als Katalysatoren biochemische Reaktionen auszulösen, zu beschleunigen und zu lenken vermögen. Vitamine stellen einen ausreichenden Enzym-Bestand für die Aufrechterhaltung des Stoffwechsels sicher.

Fette
Pflanzenfette als Teilersatz von stärkehaltigem Getreidefutter

Gärung
Abbau von Kohlenhydraten zu niedermolekularen Verbindungen (Äthylalkohol, Essigsäure = stechender Geruch). CO_2-Bildung: Hefen + gärfähiger Zucker = Gärgas

Heparin
Gerinnungshemmend wirkendes Mucopolysaccharid. Wird aus der Leber gewonnen und verhindert im Blut die Bildung des Gerinnungsferments Thrombin; wird in der Humanmedizin als Thrombose verhütendes Mittel angewendet.

Hufbeinsenkung/Hufbeinrotation
Das Absinken der vorderen Bereiche des Hufbein-Knochens aufgrund entzündlicher Vorgänge und anschließender Gebeschäden. Geringes Absinken der Hufbeinspitze in leichten Rehefällen, Rotation (Drehung) des Hufbeingelenks mit Absinken der Hufbeinspitze im fortgeschrittenen Hufrehe-Stadium und eine Kombination aus Rotation und Senkung.

Kohlenhydrate
Organische Verbindungen, zu den zum Beispiel die Zuckerarten (Glucose, Fructose), Stärke, Zellulose, Glykogen und Inulin gehören.
Wichtige Kohlenhydrat-Träger sind Hülsenfrüchte, Kartoffeln, Brot.
Eiweißarmes, kohlenhydratreiches Futtermittel: Mais.
Kohlenhydrate werden verdaut, als Einfachzucker übernommen und zu tierischer Stärke (Glukose) aufgebaut. Diese dient direkt als Energiequelle. Überschüsse werden als Depot gespeichert (Fettansatz).

Kolon
Grimmdarm; Bestandteil des Dickdarms

Laktation
Milchabsonderung bei Stuten nach der Fohlengeburt

Maissilage/Corn-Cob-Mix
Maissilage und CCB (Corn-Cob-Mix) sind Silierprodukte des Maiskolbens und von Getreidesorten, die mit Hilfe Milchsäuregärung konserviert beziehungsweise haltbar gemacht wird. Inhalt von Stärke in Gramm pro Kilogramm Trockensubstanz: CCM 650g/kg TS und Maissilage 330g/kg TS. Bei Luftkontakt Neigung zur Nachgärung mit der Folge Bildung von Koliken/Durchfällen. Werden drei Kilogramm Maissilage pro 100 Kilogramm Lebendmasse verfüttert, gelangen 350 Gramm reine Maisstärke in den Blinddarm, bei der gleichen Menge CCM sogar zwei Kilogramm Stärke.

Phenylbutazon
Antirheumatikum, wegen schwerer Nebenwirkungen nur zur Kurzbehandlung anwendbar. In der Veterinärmedizin als Na-Salz allein oder in Kombination mit Aminophenazon zur Therapie von Arthritiden, Neuralgien und Myalgien besonders bei Pferd und Hund

Rivanol
Wirkstoff: Ethacridinlactat. Anwendung als Wunddesinfiziens und Munddesinfektion. Lokale Spülung von Wunden und Körperhöhlen

Schimmelpilze
Zum Beispiel Alternaria, Aspergillus, Cladosporum oder Penicillium (Pinselschimmel). Führen zu Allergien und anderen Erkrankungen

Sedierung
Beruhigung durch betäubende Medikamente, die örtlich – bei Lahmheiten an den Beinen – in die Arterien gespritzt werden, wo sie sich in den geschädigten Kapillargebieten verbreiten und die Nervenfunktionen beruhigen (Schmerzrückgang)

Shunts
Shunts (englisch: = Weiche, Nebenanschluss). Neubildung von Gefäßen, über die das arterielle, sauerstoffreiche Blut in das venöse, zum Herz zurückfließende Blut übergeht. Grund ist eine »Verriegelung« der Arteriolen und Venolen infolge Gefäßverengung durch Prostaglandine (Ischämie).

Zehenseitenarterien
Seitlich an den Beinen befindliche Adern (zwischen Fesselbein und Röhrbein am Vorderhuf), an denen der Puls mit zwei Fingern gefühlt werden kann. Arterien Transportieren das Blut vom Herzen weg und hin zu den Geweben und Organen. Sie lösen sich in immer feinere Äste auf bis zu den Kapillaren, aus denen die Venen hervorgehen, die

sich zu immer größer werdenden Stämmen sammeln und das Blut zum Herzen zurückführen.

Produkthersteller / Institute / Weiterbildung (Auswahl)

Dallmer-Cuff (Klebeschuh)
Dallmer GmbH & Co KG,
Abteilung Hufschuhe
Alte Landstr. 3
D-21376 Salzhausen
Tel.: 04172-5100

Sigafoos Hufschuhe
Horsetec AG
Hornusstr. 5
CH-5079 Zeihen
Tel.: 0041-628762000

BESW-Hufakademie

Tel.: 08093-5028
Internet: www.besw.de

Gesellschaft der Huf- und Klauenpfleger e.V. (GdHK)
Tel.: 07527-918702

fs-Medienshop
freizeit im sattel
fs-Verlag GmbH
Droste-Hülshoff-Str. 3
D-53129 Bonn
Tel.: 0228-53012-0
Internet: www.freizeit-im-sattel-de

Institut für Huforthopädie & ganzheitliche Pferdebehandlung
Stechendorf 32
D-96142 Hollfeld
Tel.: 09274-9099959
Internet: www.hufheilpraktiker.de

Saatmischungen für Pferdeweiden:

Deutsche Saatveredelung Lippstadt-Bremen GmbH
Weissenburger Str. 5
D-59557 Lippstadt
Tel.: 02941-2960

Feldsaaten Freudenberger GmbH & Co KG
Postfach 104
D-47812 Krefeld
Tel.: 02151-44170

Zusatzfuttermittel im Hufrehegeschehen:
Bentonit
Horsa Laminitic Syndrome®
tk pharma-trade, Hasbergen
Rugoweg 6-8
D-49205 Hasbergen
Tel.: 05405-96161 und 96162

Zum Weiterlesen

Borst, Bettina: Pferde richtig füttern, Müller Rüschlikon Verlag, 1997

Ende Dr., Helmut/Isenbügel, Ewald: Die neue Stallapotheke, So hilft man kranken Pferden, Müller Rüschlikon Verlag, 1999

Ende Dr., Helmut: Was fehlt meinem Pferd, Der Pferdearzt gibt Auskunft, Müller Rüschlikon Verlag, 1979

Ende Dr., Helmut: Erste Hilfe für das Pferd, Was ist zu tun bei Krankheiten, Unfällen und Verhaltensstörungen, Müller Rüschlikon Verlag, 1992

Heüveldop, Sabine: Atemwege, Erkrankungen vorbeugen, erkennen und behandeln, Müller Rüschlikon Verlag, 2002

Künsberg, Isabella von: Bach-Blütentherapie, Harmonie und Wohlbefinden von Pferd und Mensch, Müller Rüschlikon Verlag, 2002

Schmidt, Romo/Häusler-Naumburger Dr., Ulrike: Allergien, Pferde-Allergien vorbeugen, erkennen und behandeln, Müller Rüschlikon Verlag, 2001

Schulte Wien, Beatrix: Osteopathie, Bewegungsblockaden vorbeugen, erkennen und beheben, Müller Rüschlikon Verlag, 2000

Ulbrich, Tanja, Massage, Muskel- und Gelenkprobleme erkennen und beheben, Müller Rüschlikon Verlag, 2000

van Damsen, Birgit/Schmidt, Romo: Hufschuhe, Die Alternative zum Hufbeschlag, Müller Rüschlikon Verlag, 1995

van Damsen, Birgit/Schmidt, Romo: Zäune und mobile Unterstände, Müller Rüschlikon Verlag, 1997

Wilde, Clare: Reiki, Heilende Energie für Pferd und Reiter, Müller Rüschlikon Verlag, 2000

Wyche, Sara: Der Pferderücken, Rückenprobleme erkennen und behandeln, Müller Rüschlikon Verlag, 2000